I0429227

EINFACH ABNEHMEN

MIT NATÜRLICHER ERNÄHRUNG ZU EINEM NATÜRLICHEN UND SCHLANKEN KÖRPER – EIN 30-SCHRITTE-PROGRAMM

Timm Sendes

DEIN KOSTENLOSES E-BOOK

Speziell für Leser meiner Bücher und meines Blogs habe ich ein E-Book auf meiner Webseite zur Verfügung gestellt. Dies ist ein kleines Dankeschön und kann als PDF kostenlos heruntergeladen werden.

Das Sixpack ist für viele Fitnesssportler ein Ziel. Doch nur die wenigsten erreichen ihr Ziel wirklich. In Sixpack Secrets geht es darum, wie Du durch Training, Ernährung, Regeneration und Supplements einen Waschbrettbauch bekommen kannst.

Keine markigen Sprüche, keine leeren Werbeversprechen, sondern simple und logische Tatsachen.

Schau also am besten gleich auf meiner Webseite Above and Beyond vorbei und lade Dir den Guide Sixpack Secrets als E-Book kostenlos herunter.

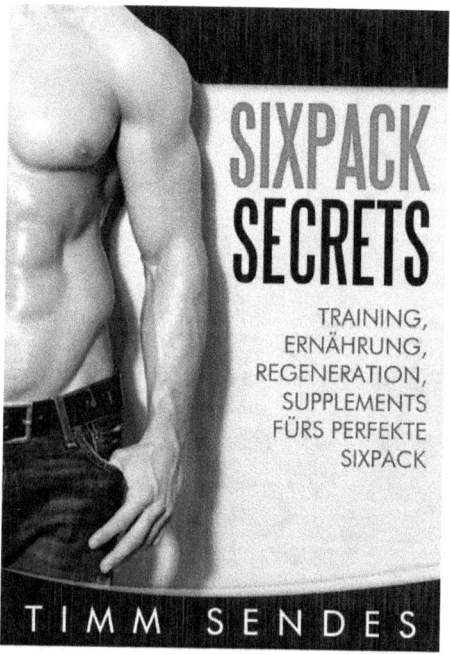

http://above-and-beyond.de/dein-kostenloses-e-book/

EINLEITUNG

Abnehmen ist so eine Sache. Durch die Werbung und selbsternannte Experten bekommen wir vermittelt, dass wir nur mit Diäten oder speziellen Trainingsprogrammen abnehmen könnten. Einige Hersteller haben es sogar geschafft uns einzureden, dass wir eine Abnehmpille brauchen oder täglich einen ihrer Shakes trinken müssen.

Doch Abnehmen funktioniert ganz einfach, wenn wir uns an logische Zusammenhänge halten.

In diesem Buch zeige ich Dir 30 Tipps und erkläre, warum es logisch ist diese Tipps in die Tat umzusetzen, wenn wir abnehmen wollen.

- Darunter findest Du allgemeine Tipps, wie zum Beispiel den, ein Ernährungstagebuch zu führen.
- Du findest natürlich sehr viele Ernährungstipps, die Dir aber nicht konkret sagen, welche Mahlzeiten Du für die nächsten 30 Tage essen solltest, sondern Dir generelle Empfehlungen mit auf den Weg geben, wie Du für den Rest Deines Lebens essen kannst.
- Schließlich befassen wir uns dann auch noch mit dem Training oder besser gesagt mit der Bewegung.

Zu keinem Zeitpunkt folgen wir in diesem Buch aber einem bestimmten Trainingsprogramm oder einer Diät, die Dir angeblich in wenigen Wochen Deine Traumfigur beschert. Denn bei diesen Dingen geht es meist nicht darum uns zu zeigen, wie wir gesund abnehmen können, sondern vielmehr darum, uns unser Geld aus der Tasche zu ziehen.

Um mit diesem Buch abnehmen zu können, brauchst Du kein Rezeptbuch, Du brauchst keine Abnehmpille und auch kein teures Trainingsequipment.

Alles was Du brauchst, ist Dein Wille, es diesmal zu schaffen.

Dieses Buch ist kein Buch zum Lesen und Weglegen. Es ist ein Buch zum Mitmachen. Deshalb findest Du in jedem Kapitel nicht nur die Idee hinter dem jeweiligen Tipp, sondern auch eine konkrete Handlungsanweisung. Befolgst Du diese Anweisungen, wirst Du abnehmen und, was viel wichtiger ist, Dein Traumgewicht auch anschließend halten können.

Also verschwenden wir keine weitere Zeit und legen los! – Timm Sendes von Above and Beyond

INHALTSVERZEICHNIS

Teil 1 – Grundlagen

DIE BABYSTEP-METHODE – WIE JEDER SEIN TRAUMGEWICHT ERREICHEN KANN

Du versuchst bereits sehr lange abzunehmen und hast wirklich schon alles probiert, aber nichts hat funktioniert? Du blätterst wöchentlich durch diverse Frauenmagazine auf der Suche nach der Diät, die zu Dir und Deinem Stoffwechsel passt?

Vergiss alles, was war und vergiss auch alle Diäten und Frauenzeitschriften. Denn es gibt einen Grund, aus dem diese Dinge nicht funktioniert haben. Und dieser Grund wird auch dazu führen, dass jede neue Diät und jede neue Abnehmmethode für Dich versagen wird.

Dieser Grund hat aber nichts mit Dir zu tun, er hat nichts mit der Diät aus der Frauenzeitschrift zu tun und er hat auch nichts mit einer speziellen Abnehmmethode zu tun. Der Grund, aus dem bisher nichts geklappt hat, obwohl Du Dir so sehr Dein Traumgewicht wünschst, ist, dass Du das falsche Handlungssystem verwendet hast.

- **Liest Du jede Woche von der neuen „Bild der Frau"-Diät und setzt sie sofort um, nur um eine Woche später wieder in Deine alten Ernährungsgewohnheiten zurückzufallen?**
- Hast Du Bücher über Low-Carb, Paleo, Atkins, Zone-Diet und die hCG-Diät gelesen und alle Vorgaben für wenige Tage perfekt umgesetzt, nur um kurz darauf wieder zu Fast Food und Cola zu greifen?
- **Weißt Du ganz genau, wie man Kalorien zählt und hast Dich auch für wenige Tage an die Berechnungen gehalten, nur um wenig später doch wieder über Deinem Bedarf zu essen?**
- Dir ist klar, dass Clean Eating mit natürlichen Lebensmitteln der richtige Weg ist, aber sobald Du im Supermarkt an den Regalen mit den Süßigkeiten vorbeiläufst, landet die Schokolade doch wieder im Einkaufswagen?

Es gibt keinen Grund, Dich selbst deswegen fertig zu machen oder Dich schlecht zu fühlen, nur weil Du Dich ungesund ernährst oder mehr Kalorien auf dem Teller landen als notwendig. Wir waren alle schon einmal in dieser Situation.

Dass es einige Menschen schaffen, mit dieser Situation fertig zu werden und die Disziplin aufzubringen, auf die Schokolade und den Hamburger zu verzichten, hat nichts mit Willensstärke zu tun. Es hat auch nichts damit zu tun, dass ein Mensch dem anderen überlegen wäre. Es liegt ganz einfach am Handlungssystem.

WIE ENTSTEHT VERHALTEN?

Unsere Ernährung wird zum größten Teil durch unser Verhalten definiert. Zwar gibt es irgendwo auch einen unbewussten Mechanismus, der uns Hunger verspüren und ums Überleben kämpfen lässt. Doch in der heutigen Zeit geht es beim Essen nur selten ums Überleben, sondern vielmehr um Genuss.

Aus diesem Grund ist unser Ernährungsverhalten Ausdruck unseres bewussten Verhaltens. Und wenn dem so ist, können wir es auch bewusst verändern.

Doch um dies zu schaffen, müssen wir uns erst einmal ansehen, wie genau überhaupt unser Verhalten zustande kommt.

Eine Handlung, die jeder von uns kennt, ist das Binden unserer Schürsenkel. Jeder hat Schuhe zu Hause, die mit Schnürsenkeln gebunden werden müssen, daher kennt auch jeder diese Situation. Um zu verstehen, wie unser Verhalten funktioniert, müssen wir nur etwas in unseren Erinnerungen kramen:

Erinnere Dich zurück an die Zeit im Kindergarten. Du bist gerade 3 oder 4 Jahre alt und hast das Frühstück bereits hinter Dir. Die Zähne sind geputzt und Du hast Dich auch schon angezogen. Ein neuer Tag im Kindergarten steht bevor. Aber zunächst musst Du noch Deine Schuhe anziehen. Deine Schuhe sind neu und es sind zum ersten Mal Schuhe mit Schnürsenkeln, vorher hattest Du immer welche mit Klettverschluss. Du hast also keine Ahnung, wie Du Dir die Schuhe binden sollst, weshalb es Deine Mutter für Dich macht. Du siehst ihr dabei aufmerksam zu und versuchst zu lernen, wie es funktioniert.

Dies wiederholt sich für mehrere Tage und irgendwann glaubst Du, dass Du den Dreh raus hast und probierst es selbst. Irgendwie klappt es nicht auf Anhieb und Du brauchst mehrere Ansätze für das erste „Ohr". Nach ein paar Minuten hast Du es dann endlich geschafft, Deine erste Schleife ist fertig.

Am nächsten Morgen das gleiche Spiel. Wieder hast Du ein paar Probleme, aber schließlich bekommst Du es hin. Du brauchst sogar nur halb so viel Zeit wie gestern.

So geht es immer weiter. Jeden Morgen bindest Du Dir die Schnürsenkel und es scheint, als ob Du es jeden Morgen etwas schneller hinbekommst. Und plötzlich ... verliert sich Deine Erinnerung. Du weißt nicht mehr, an welchem Punkt Du es geschafft hast, Deine Schnürsenkel schnell und sauber zu binden. Du kannst Dich einfach nicht mehr daran erinnern, an welchem Tag der Punkt erreicht war, an dem Du es selbst, ohne Hilfe, konntest.

Unser Verhalten funktioniert in Baybsteps, so dass wir unseren Lerneffekt manchmal gar nicht realisieren.

Heute denkst Du zu keinem Zeitpunkt darüber nach, wie Du Deine Schnürsenkel bindest – Du machst es einfach. Doch als 3-Jähriger hast Du über jede kleine Bewegung Deiner Finger nachgedacht. Du musstest Dich konzentrieren und viel Energie einsetzen, um das Prinzip des Schnürsenkelbindens zu verstehen.

Bewusstes und unbewusstes Verhalten
Wenn wir ein neues Verhalten lernen, müssen wir es bewusst machen. Wir müssen viel Energie aufwenden und uns auf alle Teilschritte des Verhaltens konzentrieren. Nur so lernen wir etwas.

Doch je öfter wir das Verhalten wiederholen, desto mehr Teilschritte können unbewusst ablaufen. Ob wir nun Schnürsenkel binden, Auto fahren, ein Musikinstrument spielen oder eine Sprache sprechen: Immer ist unser Verhalten zunächst bewusst und wird mit jeder Wiederholung unbewusster.

Unser Geist arbeitet ökonomisch und will so viele Handlungen wie möglich unbewusst machen, da unbewusste Handlungen weniger Aufmerksamkeit und Energie kosten.

Doch wie genau hilft uns diese Erkenntnis beim Abnehmen?

- **Hast Du heute keine Lust, Dir die Schnürsenkel zu binden?**
- Ist Dir heute nicht danach, beim Abbiegen mit dem Auto den Blinker zu setzen?

- **Willst Du Dir heute nur die obere Zahnreihe putzen und lässt die untere mal außen vor?**
- Hast Du heute nicht die Energie, beim Gehen einen Fuß vor den anderen zu setzen?

Ich weiß, dies sind ziemlich blöde Fragen, aber all diese Handlungen kosten eigentlich Energie. Zähneputzen, Autofahren, Gehen und Schnürsenkelbinden sind Handlungen, ebenso wie das Essen.

Beim Gehen denkst Du aber nicht darüber nach, einen Fuß vor den anderen zu setzen. Du machst es einfach. Beim Essen denkst Du jedoch ständig darüber nach, was Du isst, wie viel Du isst, wann Du isst und manchmal sogar was Du als Nächstes essen willst.

Wenn Du abnehmen willst, müssen wir daher versuchen, alle Handlungen, die mit dem Abnehmen zu tun haben, unbewusst werden zu lassen.

DIE BAYBSTEP-METHODE

Um genau das zu schaffen, benutzen wir die gleiche Methode, mit der Du das Schnürsenkelbinden gelernt hast. Zwar ist Dir als 3-Jähriger wahrscheinlich nicht klar gewesen, dass Du diese Methode genutzt hast, aber Du hast es gemacht.

Die Methode, mit der wir am besten lernen können, ist die Babystep-Methode.

Bei dieser Methode suchen wir uns einen winzig kleinen Schritt auf dem Weg zu unserem Ziel aus und setzen diesen um. Im Idealfall ist dieser Schritt so winzig, dass er uns so gut wie keine Energie kostet. Denn nur so hinterfragen wir diesen Schritt nicht ständig, sondern akzeptieren ihn einfach.

Ein Beispiel zur Babystep-Methode:

Nehmen wir an, dass Du für einen Marathon trainieren willst, Du bist aber bisher noch nie dauerhaft gelaufen und weißt von Dir, dass Du bereits nach 200 m Laufen am Stück vollkommen außer Puste kommst.

- **Macht es Sinn für Dich, jeden Tag zu trainieren?**
- Macht es Sinn für Dich, in jedem Training 10 km und mehr zu laufen?
- **Macht es Sinn für Dich, eine Stunde und länger bei jedem Training laufen zu wollen?**

Natürlich macht es das nicht. Jeden Tag mehrere Kilometer für 60 min oder länger zu laufen würde Deinen Körper und Deinen Geist zu viel Energie kosten und Dich bei Deinen momentanen Voraussetzungen überfordern.

Bei der Babystep-Methode sehen wir uns an, was Du bereits kannst und fügen Deinem momentanen Leistungsniveau einen kleinen Schritt hinzu. Konkret bedeutet dies:

- **Lauf 200 m am Stück und mach anschließend 2 min Pause**
- Wiederhole dies 3-mal
- **Trainiere am Anfang nur an zwei oder drei Tagen der Woche**

Dieses Training entspricht Deinem Leistungsvermögen und ist daher auch für Dich geeignet. Zwar wird es Dich immer noch herausfordern und außer Atem bringen, aber es wird Dich nicht überfordern.

Du hast nur einen kleinen Schritt gemacht. Dieser Schritt wird Dich zwar nicht gleich zur Ziellinie des Marathons bringen, aber es ist ein Anfang.

Sobald Du für ein paar Wochen dieses Training umgesetzt hast, wirst Du merken, dass Du nicht mehr nach 200 Metern außer Puste kommst und kannst die Distanz verdoppeln. Noch ein paar Wochen später kannst Du die Distanz nochmals verdoppeln.

Statt also sofort Dein Leistungsvermögen von 200 m auf 10 km hieven zu wollen, machst Du es schrittweise.

Und genauso solltest Du auch ans Abnehmen herangehen.

DIE BABYSTEP-METHODE BEIM ABNEHMEN
Doch wie genau kannst Du die Babystep-Methode zum Abnehmen einsetzen?

In diesem Buch habe ich Dir 30 einzelne kleine Schritte dargestellt, die wir gemeinsam durchgehen werden. Diese Einzelschritte wirken alle sehr klein, vielleicht manchmal sogar so klein, dass Du Dir kaum vorstellen kannst, dass sie einen Unterschied machen werden.

Doch jeder noch so kleine Schritt in die richtige Richtung bringt Dich näher an Dein großes Ziel heran.

Wie beim Marathon geht es nicht darum, die ersten hundert Meter wie verrückt zu sprinten, nur damit wir jenseits dieser hundert Meter keine Kraft mehr haben. Es geht darum, einen Schritt nach dem anderen zu machen, damit wir sicher und auch so entspannt wie möglich dort ankommen, wo wir hinwollen.

ERNÄHRUNG ODER BEWEGUNG – WAS IST WICHTIGER?
Unser Stoffwechsel ist äußerst komplex, so dass es nicht umsetzbar ist, einzelne Bestandteile, wie zum Beispiel den Kohlenhydratstoffwechsel, isoliert zu betrachten und seine Teilschritte einzeln zu beeinflussen. Da auch noch alle Teilschritte irgendwie miteinander zusammenhängen, ist es kaum möglich unseren Stoffwechsel überhaupt in Gänze zu verstehen.

Um effektiv abnehmen zu können, müssen wir das aber auch gar nicht.

Das Modell des Kalorienzählens ist für sich betrachtet nicht gültig. Eine Kalorie ist nicht gleich eine Kalorie, da Kalorien aus verschiedenen Quellen immer einen anderen Stoffwechselweg nehmen. Je nachdem, welcher Stoffwechselweg das ist, wird bei diesem Prozess auch unterschiedlich viel Energie verbraucht.

Eine Kalorie Proteine liefert nicht dieselbe Energie wie eine Kalorie Kohlenhydrate.

Aber trotzdem können wir das Prinzip des Kalorienzählens nutzen, um damit abnehmen zu können. Denn simpel betrachtet nehmen wir ab, wenn:

Verbrannte Energie > Konsumierte Energie

Da Kalorien uns einen Maßstab liefern, mit dem wir die Energie aus unserer Nahrung messen können, macht Kalorienzählen also wieder Sinn.

Verbrannte Energie = Bewegung

Der erste Faktor unserer simplen Gleichung ist die Energie, die unser Körper durch Bewegung verbrennt. Dazu gehören die sportliche Bewegung beim Training, die alltägliche Bewegung beim Einkaufen und auch die Bewegung, von der wir gar nicht bewusst wahrnehmen, dass sie geschieht.

Denn auch in Ruhe verbrauchen wir Energie, da unsere Organe ja ständig arbeiten. Wir atmen ständig, unser Herz schlägt ständig und auch unsere Verdauung ist in ständiger Bewegung.

Jede Form von Bewegung kostet Energie, weshalb wir durch Bewegung die Menge der verbrannten Energie beeinflussen können.

Konsumierte Energie = Ernährung

Der zweite Faktor unserer Gleichung ist dementsprechend die Ernährung. Sie entscheidet, wie viel Energie uns zur Verfügung steht. Und darüber hinaus entscheidet sie auch darüber, in welcher Form wir diese Energie geliefert bekommen.

Die Ernährung definiert also die Menge an Energie, die uns zur Verfügung steht.

Welcher Faktor ist wichtiger: die Ernährung oder die Bewegung?

Welcher der beiden Faktoren nun wichtiger ist, hängt nach der obigen Gleichung einfach nur von der Menge ab. Bewegen wir uns nur moderat, schränken aber unsere Ernährung immens ein, ist natürlich die Ernährung der entscheidende Faktor.

Umgekehrt ist die Bewegung entscheidend, wenn wir uns nur bei der Ernährung moderat einschränken und dafür täglich trainieren.

Viel entscheidender ist, dass wir aber die besten Ergebnisse erzielen können, wenn wir beide Faktoren zu unseren Gunsten beeinflussen.

Eine moderate Einschränkung bei der Ernährung, um weniger Energie zu konsumieren, und ein moderates Training, um mehr Energie zu verbrennen, ist der effektivste und gleichzeitig einfachste Weg für uns.

Aus diesem Grund werden wir uns in den 30 Teilschritten dieses Buchs auch um beide Faktoren kümmern.

Sowohl bei der Ernährung als auch bei der Bewegung gehen wir unsere Babysteps Stück für Stück durch und werden dadurch unsere Gleichung für uns arbeiten lassen – so einfach und stressfrei wie möglich.

Schnell Abnehmen macht keinen Sinn

Ein entscheidender Fehler, den viele beim Abnehmen machen, ist der Versuch, es schnell machen zu wollen. Wir wollen immer möglichst rasche Resultate, die sofort greifbar sind, doch leider ist unser Gewicht nichts, dem wir uns nur einmal widmen müssen.

Wir erreichen nicht unser Traumgewicht und müssen uns danach nie wieder um Ernährung und Bewegung Sorgen machen.

- Wenn wir unsere Ernährung umstellen, müssen wir es langfristig machen, da wir uns ein Leben lang ernähren müssen.
- Wenn wir unsere Bewegung umstellen, müssen wir es langfristig machen, da wir uns ein Leben lang bewegen müssen.

Wir können uns nicht nur an einem Wochenende ums Abnehmen kümmern, sondern müssen uns jeden Tag damit auseinandersetzen, denn ansonsten würden wir unser Traumgewicht nach dem Erreichen auch wieder blitzschnell verlieren.

Vielleicht gibt es tatsächlich schnelle Abnehmmethoden mit schnellen Resultaten:

- Vielleicht gibt es Trainingssysteme, die in 6 Wochen, statt 8 Wochen, Resultate zeigen.
- Vielleicht gibt es Ernährungsprogramme, die innerhalb von 4 Wochen Ergebnisse zeigen, für die andere Programme 6 Wochen brauchen.

Doch entscheidend ist, was nach den ersten Wochen passiert.

Können wir ein Trainingssystem oder ein Ernährungsprogramm ein Leben lang umsetzen?

Wenn wir es nicht können, haben diese Systeme und Programme für uns keinen Wert. Denn schließlich haben wir doch mit unserer Traumfigur und unserem Gewicht ein langfristiges „Problem". Wie kann also eine Lösung ohne langfristige Gültigkeit für uns funktionieren?

VERGISS DEN EINFACHEN WEG, VERGISS DIÄTEN

Dieses Buch ist bestimmt nicht das erste zum Abnehmen, dass Du bereits in Deinen Händen gehalten hast, oder? Vielleicht kaufst Du Dir auch wöchentlich eine der berühmten Frauenzeitschriften, in denen alle 7 Tage eine andere Diät angepriesen wird. Eventuell hast Du Dir auch schon im Internet ein „Sixpack in 6 Wochen"-Programm gekauft.

Vergiss den ganzen Müll, vergiss Diäten, vergiss kurzfristige Trainingsprogramme.

Natürlich wirst Du immer jemanden finden, der mit einer Wassermelonen-Diät in 3 Monaten 12 Kilo abgenommen hat. Du wirst auch immer jemanden finden, der mit dem Sixpack-Programm in 6 Wochen 8 Kilo abgenommen hat.

Das Problem ist nur, dass Du nicht weißt, wie derjenige ein Jahr nach der Diät und nach dem Sixpack-Programm aussieht.

Die Industrie hinter den Frauenmagazinen, Fitnessprogrammen und Abnehmbüchern will uns allen einen leichten Weg verkaufen. Schnelle Erfolge, entspannte Resultate und ein sorgenfreies Leben sind nur ein Produkt entfernt. Und welch Wunder ... dieses Produkt bietet Dir die Industrie heute sogar zum Rabattpreis.

- **Diäten funktionieren nicht**

- Kurzfristige Trainingsprogramme funktionieren nicht
- **Die meisten Bücher übers Abnehmen sind Schrott**

Und wenn Du ehrlich zu Dir selbst bist, weißt Du das auch schon. Doch trotzdem kaufst Du aus irgendeinem Grund doch wieder das nächste Buch über „Das geheime Abnehmwissen der Mayas".

Der Grund, aus dem Du es machst, ist ganz natürlich und schlummert in jedem von uns. Du kaufst diese Produkte, weil sie Dir einen leichten Weg versprechen. Einen Weg ohne Anstrengung, ohne Verzicht und vor allem ohne Wartezeit.

Doch wie Du bereits weißt, geht es beim Abnehmen nicht darum, so schnell wie möglich an Gewicht zu verlieren. Es geht darum, Dein Traumgewicht so zu erreichen, dass Du es auch ein Leben lang halten kannst.

Wie einfach stellst Du Dir den Weg vor, Dein Traumgewicht zu erreichen und es ein Leben lang zu halten?

Ich denke, dass Du mir beipflichten wirst, dass eine lebenslange Aufgabe nicht sehr leicht sein kann.

- **Hör also auf, nach einem leichten Weg zu suchen**
- Hör auf, der Industrie Dein Geld in den Rachen zu werfen
- **Und hör auf, Dir selbst etwas vorzumachen**

Wenn es einen einfachen Weg beim Abnehmen gäbe, dauerhaft erfolgreich zu sein, warum gibt es dann überhaupt auch nur einen übergewichtigen Menschen auf der Welt, der nicht übergewichtig sein will?

Tief in Dir drin ist Dir klar, dass Abnehmen schwer werden wird und dass die vielen Produkte, die uns etwas anderes versprechen wollen, deshalb gar nicht funktionieren können. Jetzt ist es an der Zeit, es auch zu akzeptieren und dementsprechend zu handeln.

Die einzelnen Schritte in diesem Buch sind nicht leicht zu gehen, aber sie bringen Dich ans Ziel.

PASSIVITÄT GEGEN AKTIVITÄT

Ich muss gestehen, dass mein historisches Fachwissen äußerst lückenhaft ist, aber ich kann mir kaum vorstellen, dass vor 5.000 Jahren das größte Problem der menschlichen Gesellschaft Fettleibigkeit war.

Unsere Vorfahren mussten jagen, sammeln und ums Überleben kämpfen. Und bei diesen Aktivitäten verbrannten sie Energie und konsumierten Kalorien, die nicht einer von ihnen gezählt hat.

Es ist zwar ein beruhigender Fortschritt für uns, dass wir nicht mehr jeden Tag vor gefährlichen Raubtieren flüchten oder nach Nahrung suchen müssen, aber es ist auch unser größtes Problem beim Abnehmen.

Unsere heutige Lebensweise hat uns nämlich passiv gemacht.

Wir bestellen uns die Pizza nach Hause und kommen kaum aus dem Sessel, wenn endlich die Klingel läutet. Bei der Arbeit sitzen wir stundenlang vor dem Computer und stehen nur kurz auf, um aufs Klo zu gehen. In unserer Freizeit schauen wir 5 Stunden täglich TV-Serien und kommen nur ins Schwitzen, wenn der Hauptdarsteller der Serie gerade so einer weiteren lebensbedrohlichen Situation entfliehen kann.

Unser Leben zusammengefasst:

- **Wir kochen passiv**
- Wir essen passiv
- **Wir konsumieren passiv**
- Wir leben passiv

Und je mehr Passivität im Leben eines Menschen dominiert, desto größer ist auch das Risiko, an Übergewicht zu leiden. Die simpelste Empfehlung, die gleichzeitig aber auch die zutreffendste und umfassendste ist, lautet deshalb:

Reduziere alles Passive in Deinem Leben und tausche es gegen etwas Aktives, um abnehmen zu können.

Konkret könnte dies in etwa so aussehen:

- Du willst Dir eine Pizza bestellen? **Geh lieber einkaufen!**
- Du willst Fertiggerichte und Fast Food essen? **Koch lieber selbst!**
- Du willst Sport im Fernsehen gucken? **Beweg Dich lieber selbst!**
- Du willst Dich passiv im Leben treiben lassen? **Entscheide lieber aktiv über Deine Richtung im Leben!**

Wann immer Du also vor einer Entscheidung stehst, dann entscheide Dich für die aktivere Option. Denn aktive Entscheidungen kreieren ein aktives Leben und ein aktives Leben erzeugt einen aktiven Körper.

Welche Ernährung ist die richtige zum Abnehmen?

In diesem Kapitel wollen wir uns zum ersten Mal einige Ernährungsempfehlungen im Detail ansehen. Wichtig dabei ist, dass wir Menschen nur 3 Makronährstoffe kennen:

1. Proteine
2. Fette
3. Eiweiße

Dementsprechend können wir theoretisch auch nur drei großen Ernährungsrichtungen folgen:

1. Proteindominierte Ernährung
2. Fettdominierte Ernährung
3. Kohlenhydratdominierte Ernährung

Zwar gibt es immer wieder kleine Untergruppen und Philosophien, aber im Endeffekt lassen sich alle in diese 3 Kategorien einordnen.

HIGH-CARB-ERNÄHRUNG

Die High-Carb/Low-Fat-Ernährung ist die übliche Ernährung für unsere westliche Gesellschaft. Die DGE (Deutsche Gesellschaft für Ernährung) empfiehlt genau diese Form der Ernährung, welche sich ungefähr so zusammensetzt:

- 55-60% Kohlenhydrate
- 25-30% Fett
- 10-15% Protein

Einer der Vorteile dieser Ernährung ist, dass wir unseren Körper und damit auch unser Gehirn ständig mit Kohlenhydraten versorgen. Wir haben also immer Glukose vorrätig und empfinden daher so gut wie kaum Entzugserscheinungen.

Da wir an diese Art der Ernährung gewöhnt sind, fällt es uns auch meist leichter, diese umzusetzen und dauerhaft durchzuziehen.

LOW-CARB-ERNÄHRUNG

Eine Low-Carb-Ernährung ist in den letzten Jahren sehr populär geworden, was vor allem an der Atkins-Diät liegt. Die Atkins-Diät ist ein Vertreter der Low-Carb-Ernährung und setzt neben den typischen Makronährstoffempfehlungen noch auf weitere Richtlinien. Da Diäten für uns aber keinen Sinn ergeben, können wir auch gut auf Atkins verzichten.

Für Low-Carb im Allgemeinen ergibt sich folgendes Bild:

- 5-50% Kohlenhydrate
- 30-60% Fett
- 20-40% Protein

Die Angaben haben hier eine viel größere Spannweite als bei High-Carb. Wichtig ist aber, dass Low-Carb dann beginnt, sobald wir weniger als die Hälfte unserer Energie über Kohlenhydrate decken.

Low-Carb hat viele Vorteile gegenüber High-Carb. Der entscheidende Vorteil ist aber die sogenannte Ketose. Diese beschreibt die Nutzung von Ketonkörpern zur Energiegewinnung. Ketonkörper werden auch durch Fettsäuren gebildet und dann verwendet, wenn wir nicht genügend Glukose zur Verfügung haben.

Vereinfacht gesagt, wird bei Low-Carb also mehr Fett anstatt Glukose verbrannt.

PALEO-ERNÄHRUNG

Die Paleo-Ernährung ist erst in den letzten Jahren in Deutschland bekannter geworden. Diese Ernährungsform hat einen besonderen Stellenwert, da sie nicht zwangsläufig eine bestimmte Makronährstoffzusammensetzung empfiehlt, sondern vielmehr die Richtlinie vorgibt, sich so zu ernähren, wie es unsere Vorfahren gemacht haben.

Bei Paleo geht es also nicht darum, wie viele Fette, Kohlenhydrate und Proteine, sondern welche Fette, Kohlenhydrate und Proteine wir aufnehmen.

- **Bei Paleo wird so natürlich wie möglich gegessen**
- Auf Getreideprodukte wird verzichtet
- **Alle künstlichen Lebensmittel werden vermieden**
- Auch Milchprodukte werden weitestgehend ausgeschlossen

Mit diesen simplen Empfehlungen landen wir bei Paleo ein Stück weit im Low-Carb-Bereich. Da wir aber so viel Obst und Gemüse essen können, wie wir wollen, ist theoretisch auch eine High-Carb-Ernährung mit Paleo möglich.

Der größte Vorteil dieser Ernährungsphilosophie ist, dass sie ihr Hauptaugenmerk auf natürliche Lebensmittel setzt, die auch unsere Vorfahren hätten essen können.

HIGH-PROTEIN-ERNÄHRUNG

Eine Ernährung, bei der wir mehr als die Hälfte unserer Energie über Proteine aufnehmen, wurde bisher kaum untersucht.

Belegt ist, dass eine Proteinaufnahme im Bereich von 2g pro kg Körpergewicht am Tag (Bsp. bei 70kg Körpergewicht wären dies 140g Protein pro Tag) die ideale Menge für Kraftsportler darstellt. Für Nicht-Sportler ist eine Menge von 1g pro kg Körpergewicht am Tag ausreichend.

Aufgrund dieser Mengen wird eine Low-Carb-Ernährung auch häufig als High-Protein eingestuft. Denn ein Makronährstoffanteil von 30% Proteinen und mehr führt meist automatisch dazu, dass wir etwa 2 g Protein pro kg Körpergewicht am Tag aufnehmen.

Low-Carb bedeutet also gleichzeitig auch High-Protein.

Der Vorteil einer proteinreichen Ernährung ist, dass wir zum einen unsere Muskelmasse erhalten können – ein sehr wichtiger Faktor beim Abnehmen und für unsere Gesundheit.

Zum anderen wirkt ein hoher Proteinanteil in unserer Nahrung aber auch sehr sättigend, weshalb wir unser Hungergefühl durch mehr Protein auch besser kontrollieren können.

WELCHE ERNÄHRUNG IST DIE BESTE?

Wir können also jeden der drei Makronährstoffe reduzieren oder eben erhöhen. Und wie Du gesehen hast, gibt es für jede Ernährungsphilosophie auch gute Gründe. High-Carb, Low-Carb, Paleo und High-Protein haben alle ihre Vorteile.

Natürlich haben aber auch alle Ernährungsformen ihre spezifischen Nachteile. Der hohe Glukosevorrat bei High-Carb fehlt dementsprechend bei Low-Carb. Und der Verzicht auf bestimmte Lebensmittel bei Paleo ist ein Nachteil, der bei High-Carb eben nicht so stark zum Tragen kommt.

Was ich damit sagen will, ist, dass jede Ernährung ihre Vorteile, aber auch ihre Nachteile hat.

Wir können daher gerne über Studien diskutieren, die belegen, dass Low-Carb zu 5% mehr Gewichtsverlust führt. Wir können auch über Studien diskutieren, die belegen, dass Paleo der Ernährung unserer Vorfahren entspricht.

Viel wichtiger ist aber die Frage, was für Dich als Individuum funktioniert.

- **Welche Vorteile sind für Dich entscheidend?**

- Welche Nachteile sind für Dich zu einschränkend?
- **Welche Ernährung kannst Du am besten umsetzen?**
- Welche Ernährung kannst Du dauerhaft durchhalten?

In den folgenden 30 Schritten des Abnehmprogramms werden wir viele Dinge ausprobieren. Einige davon sind Teil einer High-Carb-Ernährung, andere einer Low-Carb- Ernährung. Manche Dinge lassen sich Paleo zuordnen und wieder andere passen zu jeder Ernährungsphilosophie.

Ich kann Dir nur raten, jeden einzelnen dieser Tipps für Dich persönlich auszuprobieren und dann die in Deinen Alltag zu integrieren, die Du umsetzen willst und kannst. Zu welcher Ernährungsphilosophie diese Dinge dann zuzuordnen sind, spielt keine Rolle, so lange sie für Dich funktionieren.

DAS 30-SCHRITTE-PROGRAMM

Erst einmal muss gesagt sein, dass Du diese Liste mit 30 Schritten zum Abnehmen auch beliebig erweitern könntest. Statt Dich aber mit möglichst vielen Ernährungstipps zu versorgen, zeige ich Dir die effektivsten.

Die 30 Schritte in diesem Abnehmprogramm funktionieren alle und jeder einzelne bringt Dich Deiner Traumfigur näher.

Wie schnell und wie nahe Du Deinem persönlichen Ziel kommst, ist natürlich abhängig davon, wie viele dieser Schritte Du auch in die Tat umsetzt und dauerhaft beibehältst.

Du hast Dir dieses Buch aus einem Grund besorgt: **Du bist mit Deinem momentanen Gewicht und Deiner momentanen Figur unzufrieden.**

Diese Unzufriedenheit solltest Du jetzt nutzen und sie als Anreiz für eine Veränderung sehen. Einige der 30 Schritte sind einfacher umzusetzen als andere. Manche werden für Dich vielleicht zu Beginn sogar zu schwer sein.

Macht aber nix! Denn selbst wenn Du nur einige der 30 Schritte umsetzt, werden es Schritte in die richtige Richtung sein. Du kannst also auch abnehmen, wenn Du nur einige Tipps und Kniffe befolgst.

Wenn Du aber die besten Resultate erzielen willst, solltest Du nahezu alle Schritte testen und anschließend diejenigen dauerhaft in Dein Leben integrieren, die für Dich funktionieren.

Als allgemeine Empfehlung kann ich Dir den Rat mit auf den Weg geben, jeden einzelnen Schritt für genau 30 Tage zu testen, egal wie schwer oder manchmal auch komisch er Dir erscheinen mag. Am 31. Tag setzt Du Dich dann hin und überlegst, ob die letzten 30 Tage für Dich zu sinnvollen Fortschritten geführt haben oder nicht.

Anschließend kannst Du immer noch einen der Tipps als für Dich ineffektiv abtun und einfach zum nächsten übergehen. Auf diese Art und Weise bekommst Du Deinen ganz eigenen und persönlichen Abnehmplan, der für Dich funktioniert. Und genau darauf kommt es an.

Teil 2 – Das 30-Schritte Programm

SCHRITT 1 – ERNÄHRUNGSTAGEBUCH

Ein Ernährungstagebuch verbindest Du vielleicht direkt mit kompliziertem Kalorienzählen und aufwendigem Abwiegen Deiner Mahlzeiten. Falls Du diese Dinge schon einmal vorher gemacht hast, wirst Du wissen, wie viel Aufwand dahinter steckt. Dementsprechend hast Du nur wenig Lust, ein Ernährungstagebuch zu führen, oder?

Ein persönliches Ernährungstagebuch ist jedoch das beste Instrument, um die eigene Ernährung und das Abnehmen zu steuern.

- Weißt Du noch, was Du heute Morgen zum Frühstück gegessen hast? – Mit Sicherheit.
- Weißt Du noch, was Du gestern Abend gegessen hast? – Sehr wahrscheinlich.
- Aber weißt Du auch noch, was Du vor genau einem Monat zu Mittag gegessen hast? – Wahrscheinlich nicht.

Viele Leute möchten gerne abnehmen und haben kein Problem damit, sich täglich auf die Waage zu stellen und ihr Gewicht penibel genau zu messen, aber wenn es darum geht, was sie alles so essen, ist ihnen der Aufwand es zu notieren zu groß. Dabei wären Informationen darüber, was sie so alles essen, viel interessanter und wichtiger.

WIE KANNST DU EIN ERNÄHRUNGSTAGEBUCH NUTZEN?

Statt Dich aber mit Kalorienberechnungen und dem Abwiegen von Lebensmitteln zu belasten, solltest Du ein Ernährungstagebuch einfach logisch einsetzen. Denn eigentlich können uns die Kalorien einer Mahlzeit doch herzlich egal sein. Wichtig ist doch nur:

1. Wie beeinflusst das, was Du isst, Dein Gewicht?
2. Wie beeinflusst das, was Du isst, Deinen Hunger?

Und um diese beiden Fragen beantworten zu können, brauchen wir nicht zwangsläufig unsere Kalorien zu zählen und wir müssen auch nicht unbedingt unser Essen abwiegen.

Notiere in Deinem Ernährungstagebuch einfach Deine Mahlzeiten, Dein Gewicht, die Uhrzeit und Dein individuelles Hungergefühl.

Diese Informationen reichen aus, um die beiden entscheidenden Fragen beim Abnehmen zu beantworten.

WIE BEEINFLUSST DAS, WAS DU ISST, DEIN GEWICHT?

Um diese Frage beantworten zu können, müssen wir uns eigentlich nur ansehen, welchen Einfluss Deine Mahlzeiten auf Dein Gewicht haben. Wenn Du also ein Ernährungstagebuch hast, in dem Du ablesen kannst, wie sich Dein Gewicht entwickelt hat und welche Mahlzeiten Du in dem bestimmten Entwicklungszeitraum gegessen hast, haben wir doch schon alles, was wir brauchen.

Wenn Dein Ernährungstagebuch Phasen des Abnehmens und Phasen der Stagnation zeigt, können wir daraus Muster ableiten und erkennen, welche Mahlzeiten für Dein Ziel geeignet sind und welche nicht.

WIE BEEINFLUSST DAS, WAS DU ISST, DEINEN HUNGER?

Dein Hunger ist das Grundmotiv für Dein Essverhalten, weshalb Dein Ernährungstagebuch auch Deinen Hunger aufschlüsseln sollte. Um das zu schaffen, brauchen wir zusätzlich zu Mahlzeiten und Gewicht noch Uhrzeiten und Dein individuelles Hungergefühl vor einer Mahlzeit.

Mit diesen Daten können wir nämlich sehr gut schlussfolgern, welche Mahlzeiten Dich sättigen und welche nicht.

- Nehmen wir an, dass Du einen Schokoriegel um 15:00 Uhr gegessen hast, aber bereits um 16:00 Uhr hattest Du wieder Hunger und hast deshalb gleich noch einen gegessen.
- Ein anderer Eintrag in Deinem Ernährungstagebuch zeigt, dass Du um 14:00 Uhr eine Mahlzeit mit Hackfleisch, Kartoffeln und Gemüse gegessen hast und erst um 19:00 Uhr hattest Du wieder Hunger.

Mit diesen simplen Angaben erkennen wir sofort, dass ein Schokoriegel Deinen Hunger nur sehr wenig stillt, wohingegen eine vollwertige Mahlzeit Deinen Hunger ganze 5 Stunden befriedigt hat.

WIE KANNST DU EIN ERNÄHRUNGSTAGEBUCH ERSTELLEN?

Inzwischen gibt es viele Online-Tools, die Du auch mit dem Smartphone verwenden kannst. Dazu gehören zum Beispiel:

- Fooddatabase (http://fddb.info/)
- Foodplaner (http://www.foodplaner.de/)
- Yazio (https://www.yazio.com/de)
- Kalorientabelle (http://www.kalorientabelle.net/)

Nach meiner Erfahrung reicht es aber aus, wenn Du Dir einfach eine kostengünstige Chinakladde besorgst und diese verwendest. Notiere einfach von jetzt an:

- **Datum**
- Gewicht am Morgen
- **Uhrzeit einer Mahlzeit**
- Hungergefühl vor der Mahlzeit (von 1 – sehr leicht bis 10 – sehr stark)
- **Eine qualitative Mengenangabe (z.B.: eine Handvoll Nüsse, eine kleine Schale Erdbeeren etc.)**

Solltest Du Spaß daran haben, Kalorien zu berechnen und Deine Lebensmittel abzuwiegen, will ich Dich ganz sicher nicht davon abhalten. Je mehr Daten Du hast, desto besser kannst Du Deine Ernährung auch einstellen.

Jedoch reichen die oben beschriebenen simplen Angaben aus, um mit einem Ernährungstagebuch abnehmen zu können, wobei sie gleichzeitig viel weniger Aufwand bedeuten.

SCHRITT 1: WAS SOLLTEST DU JETZT MACHEN?

- Besorg Dir eine Chinakladde und einen Stift (Alternative: Smartphone-Tool)
- Lass die erste Seite der Kladde frei
- Stell Dich auf die Waage und notiere Dir Dein Ausgangsgewicht

- Vermerke von nun an alles, was Du isst, mit Datum und Uhrzeit in Deiner Kladde
- Wiege Dich ab morgen jeden Tag nach dem Aufstehen und notiere Dein Gewicht in der Kladde
- Sieh Dir jede Woche Deine Ernährung an und denk darüber nach, was Du an ihr verbessern kannst
- Sieh Dir an jedem Monatsersten an, wie Dein Gewicht vor einem Monat aussah: Machst Du Fortschritte, Rückschritte oder stagniert Dein Gewicht? Woran könnte dies liegen?

SCHRITT 2 – WARUM WILLST DU ABNEHMEN?

Der wahrscheinlich wichtigste Schritt für Dich ist, herauszufinden, warum Du überhaupt abnehmen willst. Wir können uns das Abnehmen zwar leichter machen, indem wir die logischen Schritte in diesem Buch nutzen, aber im Endeffekt hängt Dein Erfolg in erster Linie von Deiner Motivation ab.

Wenn Du nicht weißt, warum Du abnehmen willst, kannst Du auch nicht wissen, was Dich an schwierigen Tagen motivieren wird, weiterzumachen.

Und egal wie enthusiastisch Du ans Abnehmen herangehst, es werden auch schwierige Tage auf Dich zukommen. Und an diesen Tagen wirst Du Deine Motivation brauchen, um durchzuhalten.

Damit Du auf diese Tage vorbereitet bist, sollten wir uns deshalb schon jetzt ansehen, warum Du abnehmen willst.

- **Warum bist Du mit Deinem jetzigen Gewicht nicht zufrieden?**
- Möchtest Du bis zum Sommerurlaub Dein Ziel erreichen?
- **Willst Du wieder in ein bestimmtes Kleid passen?**
- Willst Du wieder in Form kommen, um beim Treppensteigen nicht mehr außer Puste zu kommen?
- **Willst Du einfach attraktiver aufs andere Geschlecht wirken?**

Stell Dir diese Fragen und denk intensiv darüber nach, warum Du überhaupt abnehmen willst.

Sobald Du den Grund gefunden hast, solltest Du ihn Dir von nun an jeden Tag mindestens einmal ins Gedächtnis rufen. Schreibe den Grund zum Beispiel auf einen Zettel, den Du in Deinem Portemonnaie mit Dir herumschleppst. Schreibe ihn auf einen anderen Zettel, den Du an den Kühlschrank pinnst. Klebe weitere Zettel an Deine Waage und überall sonst, wo Du sie täglich sehen wirst.

SCHRITT 2: WAS SOLLTEST DU JETZT MACHEN?

- Stell Dir einen Timer auf 10 min und starte ihn
- Nimm Dir einen Stift und ein Blatt Papier und schreib alles auf, was Dir zur folgenden Frage einfällt: Warum will ich abnehmen?
- Nach den 10 min siehst Du Dir das Blatt Papier an und kreist die Dinge ein, die für Dich die größte Bedeutung haben
- Such Dir von den eingekreisten Gründen den wichtigsten heraus und notiere ihn auf 5 separaten Zetteln oder Karteikarten

- Kleb danach einen Zettel an den Kühlschrank, einen an Deine Waage, einen an Deinen Wecker und einen an den Spiegel im Badezimmer
- Den letzten Zettel steckst Du in Dein Portemonnaie
- Den Zettel im Portemonnaie solltest Du Dir immer dann anschauen, wenn Du unterwegs bist und darüber nachdenkst, Süßigkeiten und Fast Food zu essen oder Cola zu trinken

Schritt 3 – SMARTe Ziele

Du möchtest also abnehmen und weißt auch genau, warum Du es willst. Damit haben wir aber nur die Grundlage für Deine Motivation geschaffen. Damit Du langfristig an Deinem Ziel festhalten kannst, solltest Du es noch etwas verfeinern und das Prinzip des Goalsettings benutzen.

Mit dem Goalsetting kannst Du aber nicht nur Deine Motivation beflügeln, besonders an Tagen, an denen es mal schwerer wird, zum Training zu gehen oder eine gesunde Ernährung umzusetzen. Du kannst mit dem Goalsetting auch ein effektives Instrument zur Kontrolle Deiner Fortschritte einsetzen.

Wenn Du mit dem Goalsetting herausgefunden hast, wie Dein Ziel im Detail aussieht, kannst Du Deine Fortschritte genauer einordnen.

Es gibt viele Modelle des Goalsettings, die alle irgendwo funktionieren. Ein sehr gutes Modell, welches ich selbst in vielen Bereichen nutze, ist das SMART-Modell. SMART ist ein Akronym und jeder Buchstabe dieses Namens steht für einen Teilschritt des Modells:

S – Spezifisch: Ein Ziel sollte immer spezifisch sein. Du kannst Dir zum Beispiel vornehmen, etwas abzunehmen oder generell Deine Traumfigur zu erreichen. Doch wenn Du nicht genau weißt, wie viel Du abnehmen willst oder wie Deine Traumfigur aussieht, ist Dein Ziel nicht spezifisch.

Das Problem bei Zielen, die nicht spezifisch sind, ist, dass wir uns manchmal mit weniger zufrieden geben, als wir ursprünglich erreichen wollten.

Wenn wir zum Beispiel etwas abnehmen wollten und merken, dass Abnehmen doch anstrengender und langwieriger ist, als wir ursprünglich angenommen haben, werten wir bereits kleine Fortschritte als Erfolg und verlieren das große Endziel aus den Augen. Infolgedessen lassen wir Ernährung und Training etwas schleifen und ehe es uns richtig bewusst wird, haben wir auch schon unser Ziel komplett aufgegeben.

M – Messbar: Damit wir unsere Fortschritte objektiv messen können, brauchen wir einen objektiven Parameter. Nehmen wir an, dass Du genau weißt, wie Deine Traumfigur aussehen soll. Doch wie genau kannst Du Teilziele auf dem Weg zur Traumfigur erreichen? Wie genau kannst Du erkennen, welche Fortschritte Du gemacht hast und wann es eventuell Probleme gab?

Damit Du diese Dinge erkennen kannst, brauchst Du einen Parameter, den Du objektiv erfassen kannst. Beim Abnehmen bietet sich hier natürlich vor allem Dein Gewicht an. Aber auch Körperfett oder BMI (Body-Mass-Index) sind sinnvolle, weil messbare Parameter.

A – Akzeptanz: Im englischen wird der Buchstabe „A" auch für den Begriff „Achievable" verwendet. Im deutschen jedoch steht er für ein Ziel, welches Du auch wirklich akzeptierst.

Akzeptanz bedeutet in diesem Zusammenhang, dass Du es bist, der sich dieses Ziel ausgesucht hat. Du bist es, der es erreichen will. Und die Motivation, die diesem Ziel zu Grunde liegt, ist ausschließlich Deine.

Schließlich bist Du es, der sein Ziel erreichen muss. Du musst Deinen Lifestyle verändern, Deine Ernährung gesünder gestalten und mit dem Training beginnen. Da Du also den Aufwand betreibst, muss Dein Ziel auch von Dir persönlich akzeptiert werden.

R – Realistisch: Ein Ziel ist nur dann SMART, wenn Du es auch realistisch erreichen kannst. Denn was glaubst Du, wie lange wirst Du an Deinem Ziel festhalten, wenn Du nach ein paar Wochen merkst, dass es vollkommen unrealistisch ist?

Denk also bei Deinem Zielgewicht auch daran, dass Du Dir selbst realistische Vorgaben machst. Es ist ganz sicher realistisch für Dich, Deine Traumfigur zu erreichen, aber ist es das auch innerhalb der nächsten paar Wochen? Ist es nicht realistischer, wenn Du dafür ein ganzes Jahr veranschlagst?

T – Terminiert: Der letzte Buchstabe bei SMARTen Zielen steht für ein terminiertes Ziel. Für ein SMARTes Ziel brauchst Du also auch immer eine zeitliche Vorgabe.

Nehmen wir an, dass Du Dir konkret vorgenommen hast, 5 kg abzunehmen. Dieses Ziel ist zwar messbar und auch spezifisch. Es ist mit Sicherheit auch realistisch für Dich, aber da Du Dir keinen Zeitrahmen für Dein Ziel gesetzt hast, ist es eben nicht terminiert.

Ziele, die keine zeitliche Vorgabe haben, lassen wir sehr schnell wieder fallen. Denn schließlich können wir dieses Ziel ja auch im nächsten Jahr noch erreichen.

Damit Du Dein Ziel nicht immer wieder aufschiebst, solltest Du es deshalb ganz genau terminieren und Dir vornehmen, es innerhalb der nächsten Wochen und Monate zu erreichen.

SMARTe Ziele in der Übersicht

Denk bei Deinen Zielen also immer an SMARTe Ziele. Diese sind:

- **S – Spezifisch**
- M – Messbar
- **A – Akzeptiert**
- R – Realistisch
- **T - Terminiert**

Schritt 3: Was solltest Du jetzt machen?

- Schnapp Dir wieder einen Stift und ein Blatt Papier
- Sieh Dir an, wie Dein Ziel beim Abnehmen aussieht
- **Prüfe, ob es spezifisch ist** – Willst Du nur abnehmen oder nur Deine Traumfigur erreichen? Wie wäre es mit konkreten Angaben: Wie viel Gewicht willst Du abnehmen und bei welchem Gewicht hast Du Deine Traumfigur erreicht?
- **Prüfe, ob es messbar ist** – Eine exakte Angabe zu Gewicht, Körperfett oder BMI solltest Du nutzen, um Deine Fortschritte messen zu können.

- **Prüfe, ob Du es akzeptiert hast** – Willst Du dieses Ziel erreichen oder vermitteln Dir andere, dass Du abnehmen musst? Damit Abnehmen für Dich funktioniert, muss es Dein Ziel sein.
- **Prüfe, ob es realistisch ist** – Kannst Du Dein Ziel wirklich erreichen? Falls Du Dir bisher unrealistische Vorgaben gemacht hast, korrigiere sie nun und sei bei Deiner Zielsetzung etwas realistischer.
- **Prüfe, ob es terminiert ist** – Egal wie viel Du abnehmen willst und wie sehr Du Deinen Körper verändern musst, um Dein Traumgewicht zu erreichen, terminiere Deine Angaben. Bis wann hast Du die spezifische Kilogramm-Menge abgenommen? Bis wann hast Du Deine Traumfigur erreicht?
- Sobald Dein Ziel SMART ist, notierst Du es auf der ersten (hoffentlich noch freien) Seite Deiner Kladde.
- Sieh Dir Dein Ziel immer dann an, wenn Du darüber nachdenkst, zu Fast Food, Cola und Co. greifen zu wollen oder wenn Du denkst, dass sich das Training heute nicht lohnt.

SCHRITT 4 - WAS HAT BISHER NICHT FUNKTIONIERT?

Die Wahrscheinlichkeit ist groß, dass dies nicht Dein erstes Buch zum Thema Abnehmen ist. Wahrscheinlich hast Du bereits mehrere Bücher darüber gelesen, kaufst Dir eventuell auch immer wieder die neueste Ausgabe Deines Lieblingsmagazins über Lifestyle und Ernährung und bestimmt hast Du auch schon ein Dutzend Diäten ausprobiert.

Doch aus irgendeinem Grund hat keine der Diäten bisher bei Dir funktioniert.

Du hast zwar immer mal wieder ein paar Kilo abgenommen, aber genauso schnell, wie sie verschwunden sind, tauchten sie auch wieder auf. Inzwischen glaubst Du vielleicht sogar, dass keine Diät bei Dir funktioniert und Du bist kurz davor, das Handtuch zu werfen. Zu viele Dinge hast Du bereits ausprobiert und nichts hat funktioniert – es ist einfach zum Verzweifeln.

Doch soll ich Dir etwas sagen?

Diese Situation ist die perfekte Ausgangsbasis für Dich. Denn je mehr Diäten Du bereits ausprobiert hast, je öfter Du ein Ernährungsprogramm abgebrochen hast und je häufiger Du keine Lust mehr hattest, mit dem Sport weiterzumachen, desto besser für Dich.

Denn je mehr Du bereits ausprobiert hast, desto besser weißt Du, was für Dich nicht funktioniert!

Es gibt da draußen hunderte von Diäten, tausende von Trainingsprogrammen und Millionen von Produkten. Und alle funktionieren, aber gleichzeitig funktionieren auch alle nicht. Entscheidend ist nämlich immer, wer diese Diäten, Programme und Produkte benutzt.

Du hast bereits viele wichtige und aufschlussreiche Erfahrungen gesammelt und weißt deshalb, was für Dich nicht funktioniert. Umso genauer kannst Du Dir deshalb auch ausmalen, was für Dich klappen könnte.

SCHRITT 4: WAS SOLLTEST DU JETZT MACHEN?

- Schnapp Dir wieder Stift und 3 Blatt Papier
- Ziehe eine senkrechte Linie genau in der Blattmitte auf jeder Seite
- Notiere Dir jeweils einen der folgenden 3 Begriffe auf ein Blatt Papier: Diäten, Training, Produkte
- Nimm Dir nun mindestens 15 min Zeit und denke intensiv darüber nach, welche Diäten, Trainingsprogramme und Produkte Du bereits ausprobiert hast, um abzunehmen und welche davon nicht dauerhaft funktioniert haben.
- Notiere alles, was Dir einfällt, auf der linken Hälfte jeder Seite (Bsp. „Wassermelonen-Diät", Atkins-Diät, 6 Wochen Sixpack-Programm etc.).
- Falls Du beim Überlegen auf Dinge stößt, die tatsächlich funktioniert haben, kreise sie ein.
- Nach den 15 min notierst Du auf der rechten Hälfte jeder Seite den Grund, weshalb diese eine Sache nicht funktioniert hat (Bsp. „Wassermelonen-Diät" – zu viel Hunger etc.).
- Die Dinge die funktioniert haben, sind ebenfalls wichtig. Notiere neben ihnen den Grund, aus dem sie Deiner Meinung nach funktioniert haben.
- Sobald Du für alle Begriffe einen Grund gefunden hast, werden Dir bestimmte Muster auffallen. Eventuell waren die meisten Diäten nicht erfolgreich, weil Du dabei immer zu viel Hunger hattest. Vielleicht hast Du mit dem Sport aufgehört, weil er keinen Spaß gemacht hatte oder weil Dir die Zeit fehlte.
- Finde diese Muster und notiere sie in Deiner Kladde: Welche Hauptgründe haben dazu geführt, dass Diäten, Sportprogramme und Abnehmprodukte nicht funktioniert haben?
- Genauso machst Du es mit den Dingen, die Erfolge zeigten: Welche Hauptgründe haben dazu geführt, dass Du Erfolge mit diesen Dingen verzeichnen konntest?
- Auf diese Art können wir ein sehr genaues Profil für die Methode erstellen, die für Dich am besten funktionieren wird.

SCHRITT 5 – WOHER KOMMT DEIN HUNGER?

Dein Hunger ist das größte Problem, oder? Zumindest ist Hunger der Hauptgrund, aus dem die meisten eine Diät wieder aufgeben, aus dem sie eine Ernährungsumstellung nicht dauerhaft umsetzen können und aus dem sie immer wieder bei Schokolade, Chips und Cola landen. Man könnte fast sagen:

Unser Hunger ist der größte Feind beim Abnehmen.

Doch ist das wirklich so? Ist unser Hunger der Grund, aus dem wir nicht abnehmen können? Müssen wir unseren Hunger deshalb bekämpfen?

Denken wir doch nur einen kurzen Moment darüber nach, was Hunger wirklich bedeutet. Vielleicht wird dann deutlich, warum unser Hunger vielleicht gar nicht der Feind ist, den es zu bekämpfen gilt.

Eigentlich ist Hunger nichts anderes als Ausdruck eines körperlichen Bedürfnisses.

Unserem Körper fehlt etwas, das er gerade braucht. Und er setzt den Hunger ein, um uns zu sagen, dass wir einen Bedarf haben, der gedeckt werden muss. Sobald wir ihn gedeckt haben, verschwindet der Hunger nämlich – er wurde gestillt.

Genauso verhält es sich übrigens auch mit unserem Durst. Unser Flüssigkeitshaushalt ist nicht mehr im Gleichgewicht, also verspüren wir entweder das Bedürfnis, auf die Toilette gehen zu müssen oder wir verspüren das Bedürfnis, etwas trinken zu müssen. Zu keinem Zeitpunkt würden wir versuchen, nicht auf die Toilette zu gehen, wenn wir müssen. Und wir würden uns auch nicht etwas zu trinken vorenthalten, wenn wir Durst haben.

Ein weiteres Beispiel ist unsere Müdigkeit. Wenn wir müde sind, wissen wir, dass wir schlafen müssen, um wieder Energie zu sammeln. Würden wir versuchen, den Schlaf weiter hinauszuzögern, decken wir unseren Bedarf nicht und die Müdigkeit wird größer.

Wie antworten wir also auf Durst?
Indem wir etwas trinken!

Wie antworten wir auf Müdigkeit?
Indem wir schlafen gehen!

Und wie antworten wir auf Hunger?
Indem wir ihn bekämpfen und weiterhungern!

Was wäre, wenn wir, statt den Hunger bekämpfen zu wollen, von nun an versuchen, ihn für uns zu nutzen? Denn ebenso wie Durst und Müdigkeit hat auch Hunger einen simplen Grund und eine genauso simple Funktion.

Unser Hunger ist nicht unser Feind, er ist unser Berater, der uns sagt, was wir wann essen sollten und was nicht.

Wenn wir unseren Hunger auf diese Art sehen, merken wir, dass wir ihn nicht bekämpfen müssen, sondern dass er uns sogar dabei helfen kann, abzunehmen. Stell Dir einfach die folgenden 2 Szenarien vor:

1. **Du isst einen Schokoriegel** – Kurz darauf notierst Du Dir in Dein Ernährungstagebuch, wann Du ihn gegessen hast und gehst anschließend Deinem Alltag nach. Doch plötzlich meldet sich der Hunger wieder und Du schaust auf die Uhr. Gerade vor 45 Minuten hast Du den Schokoriegel gegessen und schon ist der Hunger wieder da.
2. **Du isst einen Apfel** – Auch hier schnappst Du Dir Dein Ernährungstagebuch und notierst Dir die genaue Zeit, zu der Du den Apfel gegessen hast. Anschließend gehst Du auch hier Deinen Alltagsbeschäftigungen nach. Wieder meldet sich Dein Hunger, Du schaust auf die Uhr und dieses Mal hat es eine Stunde und 20 Minuten gedauert, bis der Hunger wieder da war.

In welchem Szenario hast Du etwas gegessen, das nahrhafter für Dich war?

Es geht hier nicht darum, Dir zu sagen, dass ein Apfel gesünder als ein Schokoriegel ist. Das weiß bereits ein Kindergartenkind. Es geht darum, zu veranschaulichen, dass unser Hunger jedem individuell zeigen kann, was er essen sollte und was nicht. In Kombination mit einem Ernährungstagebuch kannst Du so einen ganz eigenen Ernährungsplan erstellen, der auf Dich und Deinen Körper perfekt angepasst wurde.

Achte einfach nach jeder Mahlzeit auf Deinen Hunger und finde die Lebensmittel und Mahlzeiten, die den Hunger länger gestillt haben. Denn genau diese haben Deinem Körper das gegeben, was er tatsächlich gebraucht hat.

SCHRITT 5: WAS SOLLTEST DU JETZT MACHEN?

- Hier kommt Dein Ernährungstagebuch zum Einsatz
- Spätestens jetzt solltest Du anfangen, Dir die exakte Uhrzeit hinter jeder Mahlzeit und jedem Lebensmittel zu notieren, nachdem Du gegessen hast
- Sieh Dir jede Woche Dein Ernährungstagebuch an und finde die Dinge, die Deinen Hunger mehr gestillt haben
- Eliminiere die Nahrungsmittel, die Deinen Hunger relativ schnell wieder auf den Plan gerufen haben
- Verfeinere Deine Ernährung mit diesem System immer weiter, bis Du die für Dich perfekte Ernährung gefunden hast

SCHRITT 6: DIE BESTANDSAUFNAHME

Wie müssen ganz genau wissen, in welche Richtung wir uns bewegen, damit wir unseren Kurs auch in Richtung unseres Ziels ausrichten können.

- Was hilft es Dir, jeden Tag zu trainieren, wenn Dein Training ineffektiv ist?
- Was hilft es Dir, Dich an Ernährungsvorschriften zu halten, wenn diese ineffektiv sind?
- Was hilft es, konsequent und diszipliniert zu sein, wenn Du keine Fortschritte machst?

Um genau feststellen zu können, in welche Richtung wir uns bewegen, müssen wir zunächst wissen, wie unsere Ausgangslage aussieht. Wenn wir dann noch unseren Status öfter mal prüfen, ist es leicht, Fortschritte zu erkennen und eventuelle Kursabweichungen zu korrigieren.

Um beim Abnehmen unsere Richtung bestimmen zu können, sind diese Parameter besonders geeignet:

1. Gewicht
2. BMI – Body-Mass-Index
3. Körperfettanteil
4. Subjektives Empfinden

GEWICHT

Dieser Parameter dürfte keine Überraschung für Dich sein. Mit dem Gewicht können wir relativ simpel bestimmen, ob eine Ernährungsumstellung oder ein Trainingsprogramm effektiv ist oder nicht.

Da Du bestimmt auch eine Waage zu Hause hast, wird es kein Problem für Dich sein, Dein Gewicht bestimmen zu können.

Versuche Dich am besten immer zur selben Tageszeit zu wiegen und eine Routine zu entwickeln. Mach aber nicht den Fehler, Dich jeden Tag zu wiegen und deshalb auch täglich Deine Ernährungs- und Trainingsprogramme zu hinterfragen.

Dein Gewicht wird an manchen Tagen aufgrund Deines Wasserhaushalts schwanken.

Da wir Menschen zu 60% und mehr aus Wasser bestehen, können alleine dadurch starke Gewichtsschwankungen erzeugt werden. Diese haben aber nichts mit der Effektivität eines Ernährungs- oder Trainingsprogramms zu tun.

Du kannst Dich also jeden Tag wiegen, solltest aber immer einen Wochendurchschnitt berechnen und diese Durchschnittswerte miteinander vergleichen.

BMI – BODY-MASS-INDEX

Das Gewicht alleine ist ein guter Maßstab für relative Fortschritte. Verlieren wir Gewicht und nehmen ab, müssen wir wohl irgendwas mit Ernährung und Training richtig machen, oder?

Absolut betrachtet ist das Gewicht jedoch ein wenig aussagekräftiger Parameter. Schließlich ist keiner übergewichtig, nur weil er 80kg wiegt. Und niemand ist schlank, nur weil er 60kg wiegt.

- Nehmen wir an, dass jemand 1,80m groß ist und 80kg wiegt. Ist derjenige übergewichtig?
- Nehmen wir an, dass jemand 1,60m groß ist und 80kg wiegt. Ist derjenige schlank?

Der BMI ist ein Parameter, der das Gewicht in Relation zur individuellen Körpergröße setzt.

Dadurch kann der BMI genutzt werden, um ca. 95% der Menschen einzuordnen. Berechnet wird er mit dieser simplen Formel:

$$\text{Gewicht [in kg]}/(\text{Körpergröße})^2 \text{ [in m]}$$

Ein Beispiel dazu:

Jemand wiegt 80kg und ist 1,80m groß. Daraus ergibt sich: $80 \text{ kg} / (1,8 \text{ m})^2 = 24,69 \text{ kg/m}^2$

Für den BMI wurde eine sehr zuverlässige Einordnungstabelle entwickelt, welche die erhaltenen Werte in Relation setzt:

BMI	Kategorie
X < 18,5	Untergewicht
18,5 < X > 25	Normalgewicht
25 < X > 30	Übergewicht
X > 30	Adipositas

Mit $24,69 \text{ kg/m}^2$ liegt die Person aus unserem Beispiel also im Bereich des Normalgewichts. Zwar an der oberen Grenze, aber durchaus im idealen Bereich. Genau in diesen Bereich wollen wir auch Dich bekommen.

KÖRPERFETTANTEIL

Der BMI bringt uns zwar näher an einen objektiven Parameter für unser Gewicht, da er eben auch unser Körpergröße berücksichtigt, aber es gibt beim BMI ein Problem, welches für etwa 5% der Menschen gilt.

Das Problem des BMI ist, dass er unsere Körperzusammensetzung nicht berücksichtigt.

Stell Dir einfach vor, dass wir es mit einem Bodybuilder zu tun haben, der 1,80m groß ist, aber sogar 90kg wiegt (BMI = 27,77 kg/m²). Der BMI des Bodybuilders ist deutlich über Normalgewicht, weshalb man ihn als übergewichtig bezeichnen muss.

Doch wenn Du Dir diesen Bodybuilder ansiehst, würdest Du mit ihm ganz sicher niemals den Begriff Übergewicht oder sogar Fettleibigkeit assoziieren. Stattdessen ist der Bodybuilder muskulös und durchtrainiert und stellt für viele Menschen sogar das Ideal dar.

Genauso ist der BMI für extreme Ausdauersportler wenig aussagekräftig. Nehmen wir an, dass ein Radrennfahrer 1,80m groß ist und 58kg wiegt (BMI = 17,9 kg/m²). Dieser Sportler ist also bereits etwas untergewichtig. Dennoch ist er fit und gesund und natürlich auch äußerst leistungsfähig.

Wie Du also siehst, reicht der BMI als Parameter für bestimmte Menschen nicht aus.

Wir brauchen auch einen Parameter, der auf unsere Körperzusammensetzung eingeht. Ein guter Parameter dafür ist das Körperfett.

Es gibt viele Methoden, das eigene Körperfett zu messen. Eine davon ist die Messung mittels einer Körperfettwaage. Die meisten modernen Waagen liefern diese Funktion gleich mit und ermitteln den Körperfettanteil durch einen schwachen Stromimpuls, der den Wassergehalt im Körper analysiert. Durch diese Analyse kann dann der Fettanteil im Körper relativ genau geschätzt werden.

Eine andere Methode zur Messung ist die Verwendung einer Fettmesszange (Kaliperzange). Diese Kaliper sind günstig zu haben (etwa 5€) und einfach zu verwenden.

Eine kostenlose Methode gibt es aber auch. Diese nennt sich die US-Navy-Methode, weil sie bei den US-Militärs eingesetzt wird. Die Formel für die Methode ist recht lang, aber dafür ist die Methode mit einem simplen Maßband durchführbar.

Die Formel für Männer lautet:

$$1,0324 - 0,19077 \text{ x (Bauchumfang [cm]} - \text{Nackenumfang [cm]}) + (0,15456 \text{ x Körpergröße [cm]}) - 450 = \text{Körperfettanteil [\%]}$$

Die für Frauen:

$$1,29579 - 0,35004 \text{ x (Bauchumfang [cm]} + \text{Hüftumfang [cm]} - \text{Halsumfang [cm]}) + (0,221 \text{ x Körpergröße [cm]}) - 450 = \text{Körperfettanteil [\%]}$$

Die Werte können dann anschließend ebenfalls an Hand einer Tabelle eingeordnet werden:

Alter (Jahre)	Frauen			
	niedrig	normal	hoch	sehr hoch
20–39	< 21 %	21–33 %	33–39 %	≥ 39 %
40–59	< 23 %	23–34 %	34–40 %	≥ 40 %
60–79	< 24 %	24–36 %	36–42 %	≥ 42 %

Alter (Jahre)	Männer			
	niedrig	normal	hoch	sehr hoch
20–39	< 8 %	8–20 %	20–25 %	≥ 25 %
40–59	< 11 %	11–22 %	22–28 %	≥ 28 %
60–79	< 13 %	13–25 %	25–30 %	≥ 30 %

Dein Ziel als Mann sollte es sein, einen Körperfettanteil von 12% und niedriger zu haben. Als Frau sind Werte von 18% und weniger erstrebenswert. In diesen Bereichen siehst Du dann bereits den Ansatz eines Sixpacks.

SUBJEKTIVES EMPFINDEN

Gewicht, BMI und Körperfettanteil sind gute Parameter zur Einordnung des eigenen Zustandes, aber alle 3 Parameter sind objektive Werte. Dies hat zwar den Vorteil, dass wir uns die Werte nicht schönreden können, aber eben auch den Nachteil, dass sie Deine subjektive Empfindung nicht berücksichtigen.

Wichtig ist, dass Du Dich mit Deinem Körper wohlfühlst, unabhängig von Gewicht und Fettanteilen.

Deshalb würde ich Dir empfehlen, auf jeden Fall eine Art subjektiven Parameter zu nutzen, um Deinen Zustand einzuordnen. Benutz am besten auch hierfür Dein Ernährungstagebuch und notiere Dir jeden Tag einen Wert von 1-10, der beschreibt, wie wohl Du Dich gerade fühlst.

Hier sollte es natürlich Dein Ziel sein einen Wert von 10 zu erreichen, der ausdrückt, dass Du Dich gerade besonders wohl in Deinem Körper fühlst.

SCHRITT 6: WAS SOLLTEST DU JETZT MACHEN?

- Stell Dich jetzt auf Deine Waage und notiere Dir Dein Ausgangsgewicht, falls Du es bis jetzt noch nicht gemacht hast
- Von jetzt an wiegst Du Dich jeden Morgen zur selben Zeit und ermittelst immer sonntags einen Wochendurchschnitt für Dein Gewicht
- Bestimme anschließend Deinen BMI, in dem Du den Wochenschnitt in Relation zu Deiner Körpergröße setzt
- Falls Deine Waage den Körperfettanteil anzeigt, solltest Du diesen ebenfalls notieren
- Wenn Du willst, kannst Du auch die US-Navy-Methode verwenden
- Notiere aber in jedem Fall täglich einen Wert von 1-10 in Deinem Ernährungstagebuch für Dein subjektives Wohlbefinden

Schritt 7: Deine Helfer beim Abnehmen

Es ist manchmal sehr erholsam, eine Runde joggen zu gehen und ein bisschen Zeit für sich zu haben. Beim Krafttraining kann ich zwischen den Sätzen auch sehr gut nachdenken, weshalb ich es genieße, für mich alleine zu trainieren.

Es ist aber bedeutend einfacher, ein Ziel zu erreichen, wenn wir Helfer haben, die uns unterstützen.

Beim Laufen mit einem Freund kann man sich auch unterhalten und vergisst so sehr schnell, wie lange man schon unterwegs ist oder wie lange es noch dauert, bis man wieder zu Hause ist. Beim Krafttraining kann ein Trainingspartner als „Spotter" aushelfen, so dass wir mehr Gewicht auflegen können.

Bei der Ernährung sind Helfer sogar noch wichtiger, da wir meist nicht alleine essen. Wenn wir zum Beispiel jeden Abend mit der Familie essen, aber die einzigen sind, die nicht zur Pizza greifen, ist die Wahrscheinlichkeit hoch, dass wir eine Ernährungsumstellung nicht dauerhaft umsetzen können.

Wo genau bekommen wir unsere Helfer her?

Hierbei müssen wir zunächst unterscheiden zwischen Menschen, die uns unterstützen und uns Mut machen, und Menschen, die ebenfalls abnehmen wollen und mit uns trainieren gehen.

Arzt - Der wohl wichtigste Helfer ist aber zunächst einmal unser Arzt. Denn egal wie gesund eine Ernährung auch theoretisch sein mag und egal wie effektiv ein Trainingsprogramm auf dem Papier auch ist, jeder Mensch ist anders. Du bringst andere Voraussetzungen mit als ich, vielleicht hast Du sogar eine angeborene Stoffwechselerkrankung oder ein orthopädisches Leiden.

Damit eine Ernährungsumstellung und das Trainingsprogramm nicht mehr Schaden anrichten, als sie helfen, solltest Du zuallererst einen Arzt konsultieren. Dieser wird einen Check-Up mit Dir machen und kann Dir anschließend ganz individuell sagen, wie sinnvoll Ernährungsumstellung und Training für Dich sind.

Familie – Auf der Suche nach Helfern ist es am offensichtlichsten, bei der eigenen Familie zu beginnen. Vielleicht gibt es jemanden in Deiner Familie, der ebenfalls abnehmen will und vor hat, mit dem Training zu beginnen. Doch auch wenn dies nicht der Fall ist, wird Dich Deine Familie ganz sicher unterstützen wollen, so dass Du hier die ersten Helfer finden kannst.

Freunde – Ebenso offensichtlich wie Familienmitglieder sind auch Deine Freunde. Mit Sicherheit findest Du hier jemanden, der mehr Sport machen will oder es bereits tut.

Sportvereine und Fitnessstudios – Sport ist mehr als bloß eine Möglichkeit, Dich zu bewegen und gesünder zu leben. Sport ist auch eine Möglichkeit, neue Freunde zu finden. Freunde, die dieselben Interessen haben wie Du. Am Anfang wirst Du Dich im Gym vielleicht etwas unwohl fühlen, vielleicht denkst Du, dass man Dich komisch ansehen wird.

Diese Sorge kann ich Dir aber nehmen. Jeder im Fitnessstudio kann sich noch an seinen ersten Tag beim Training erinnern und meist sind es die Jungs mit den dicksten Oberarmen, die Dir als Erstes helfen, wenn Du eine Frage hast.

Nach meiner Erfahrung findest Du in jedem Gym sympathische Trainingspartner, die Dir vom ersten Trainingstag an helfen und sogar sehr froh darüber sind, sich zwischen den Sätzen mit jemandem unterhalten zu dürfen – also nur Mut und ab ins Gym!

Koch- und Abnehmkurse – In speziellen Kochkursen oder angeleiteten Abnehmgruppen findest Du auf jeden Fall Leute, die das gleiche Ziel wie Du haben. Die Nachteile dieser Gruppen sind jedoch, dass sie in der Regel Geld kosten und nur zu bestimmten Zeiten stattfinden. Falls Du aber zum veranschlagten Zeitpunkt die Möglichkeit hast, an einem Kurs teilzunehmen und ein wenig Geld übrig hast, kann ich Dir diese Möglichkeit nur empfehlen.

Internet – Das Internet hat uns alle ein wenig miteinander verbunden. Es gibt kaum ein Thema, zu dem es im Netz kein Online-Forum, keine Social-Media-Gruppe oder Webcommunity gibt. Wenn Du also für den Anfang zunächst online Helfer suchen möchtest, sind diese nur ein paar Mausklicks entfernt.

SCHRITT 7: WAS SOLLTEST DU JETZT MACHEN?

- Such Dir jetzt die Telefonnummer Deines Hausarztes heraus und vereinbare einen Termin für einen Check-Up
- Denk darüber nach, ob es Leute in Deiner Familie oder in Deinem Freundeskreis gibt, die ebenfalls abnehmen wollen
- Denk darüber nach, ob es Leute in Deiner Familie oder in Deinem Freundeskreis gibt, die bereits abgenommen haben und Dir vielleicht helfen könnten
- Gibt es in Deiner Nachbarschaft ein Fitnessstudio, das Du innerhalb weniger Minuten von zu Hause aus erreichen könntest?
- Gibt es eine Sportart, die Du schon immer mal ausprobieren wolltest?
- Falls Du Zeit und Lust dazu hast, solltest Du jetzt im Internet nach einem Kochkurs in der Nähe suchen
- Du möchtest lieber online nach Helfern suchen? Starte eine simple Googlesuche mit dem Schlüsselwort „Abnehmen" und halte Ausschau nach Foren, Facebook-Gruppen, Blogs und Co.

SCHRITT 8: AFFIRMATIONEN UND ANDERE TRICKS

Abnehmen ist relativ direkt und simpel, wenn wir uns auf die Dinge konzentrieren, die auch den größten Einfluss haben. Neben Training und Ernährung hat definitiv Deine Motivation den größten Einfluss.

Egal wie gut Dein Training und egal wie gesund Deine Ernährung ist, wenn Du nicht dauerhaft dabei bleibst, wirst Du nicht abnehmen.

Es macht daher Sinn, wenn Du für Dich eine Möglichkeit findest, Dich selbst zu motivieren. Ein paar dieser Möglichkeiten hast Du bereits kennengelernt und hoffentlich umgesetzt. Dazu gehörte zum Beispiel das Setzen von smarten Zielen, eine andere war die, einen Grund zum Abnehmen zu finden.

AFFIRMATIONEN

Eine Methode, die für die meisten Menschen sehr gut funktioniert, ist, Affirmationen zu finden. Dies sind möglichst kurze und knackige Motivationssprüche oder Slogans, die Dich an Dein Ziel erinnern, besonders dann, wenn es Dir gerade schwer fällt, an Deinem Ziel festzuhalten.

Die Werbung liefert uns unzählige Beispiele dafür, wie gute Affirmationen funktionieren. Jeder kennt zum Beispiel den Slogan „Just Do It" von Nike oder „Ich Liebe Es" von McDonalds.

Eine Affirmation sollte persönlich für Dich sein und Dein Ziel zusammenfassen. Denk einfach an einen Slogan, den Du Dir wieder ins Gedächtnis rufen kannst, wenn Du diesen Extra-Kick brauchst.

Notiere am besten Deine Affirmation auf einer Karteikarte und nimm sie überall hin mit.

Verstau sie in Deinem Portemonnaie, so hast Du sie immer griffbereit.

ERST GEHEIM BLEIBEN, DANN ÖFFENTLICH

Eine gute Methode, Dir selbst ein wenig Druck zu nehmen, ist die, zu Beginn Dein Ziel mit niemandem zu teilen. Wenn Du von Anfang an anderen Menschen erzählst, dass Du abnehmen willst, baust Du viel Druck auf. Besser ist es, zunächst im Geheimen zu bleiben und erst dann den Druck zu nutzen, wenn Du bereits die ersten Erfolge errungen hast.

Teile Dein Ziel zunächst nur mit Menschen, denen Du komplett vertraust.

Erst später macht es Sinn, mehr Druck aufzubauen und Dein Ziel auch mit Menschen zu teilen, von denen Du weißt, dass sie Druck aufbauen werden.

VORBILD FINDEN

Eine gute Strategie ist auch die, ein Vorbild zu finden. Vielleicht kennst Du jemanden aus Deinem Freundes- und Bekanntenkreis, der es bereits geschafft hat, abzunehmen. Eventuell kennst Du aber auch nur jemanden, der seinen Weg im Internet veröffentlicht hat.

Such Dir ein Vorbild und folge seinem Weg.

So siehst Du an einem konkreten Beispiel, was möglich ist, und bekommst die notwendige Extra-Motivation, da Du weißt, dass, wenn es für Dein Vorbild möglich ist, abzunehmen, es dann sicher auch für Dich machbar ist.

30 TAGE CHALLENGE

Probiere alles erst einmal 30 Tage am Stück aus und teste, wie Dein Körper auf eine Ernährungsumstellung oder auf ein Trainingsprogramm reagiert.

Statt sofort ein Leben lang auf etwas zu verzichten, solltest Du zunächst in Zeiträumen von nur 30 Tagen denken.

Durch diese Denkweise nimmst Du Dir die Angst, von nun an für den Rest Deines Lebens auf bestimmte Dinge verzichten zu müssen und es wird Dir helfen, nach den 30 Tagen ein Verhalten dauerhaft umzusetzen, falls Du es möchtest.

SCHRITT 8: WAS SOLLTEST DU JETZT MACHEN?

- Denke jetzt über eine Affirmation nach, die Dein Ziel möglichst knapp, aber dennoch vielsagend wiederspiegelt.
- Behalte Dein Ziel vorerst für Dich
- Such Dir ein Vorbild – es muss nicht gleich Arnold Schwarzenegger sein. Finde einfach jemanden, der das Ziel erreicht hat, welches Du erreichen möchtest, und mach es ihm nach.
- Teste jeden Schritt in diesem Buch zunächst für 30 Tage, bevor Du ihn dauerhaft umsetzt.

SCHRITT 9: ENTSPANNUNG UND MEDITATION ZUM ABNEHMEN

Auch an dieser Stelle bleiben wir ganz logisch. Es ist natürlich nicht möglich, abzunehmen, indem wir meditieren, irgendwelche Entspannungstechniken nutzen oder uns einfach eine Hypnose-CD beim Schlafen anhören.

Entspannung und Meditation können aber sinnvolle Ergänzungen zu einer Ernährungsumstellung und zu einem effektiven Training sein.

Stress ist ganz sicher nicht der eine Grund, der Dir Dein Traumgewicht verwehrt oder dazu geführt hat, dass Du Dich bisher nicht so gesund ernährt hast, wie Du vielleicht wolltest. Stress ist ganz sicher auch nicht der eine Grund, der dazu geführt hat, dass Du bisher kein Trainingsprogramm dauerhaft umgesetzt hast.

Aber Stress ist ein sehr großer Einflussfaktor auf unser Leben und damit eben auch auf unser Gewicht.

- **Manchmal essen wir aus Stress etwas mehr**
- Manchmal essen wir aus Stress etwas, dass wir nicht essen sollten
- **Und manchmal lassen wir unser Training aus Stress auch ausfallen**

Wenn wir uns also darum kümmern, Dir Entspannung zu verschaffen, erhöhen wir die Wahrscheinlichkeit, dass Du Dich diesmal dauerhaft gesund ernährst und beim Training am Ball bleibst.

AUTOGENES TRAINING

Autogenes Training ist so etwas wie die westliche Antwort auf Meditation. Beim Autogenen Training gibt es inzwischen genauso viele Stilrichtungen und Varianten wie bei der Meditation selbst, so dass Du für eine ausführliche Anleitung bitte zu einem darauf spezialisierten Buch greifen solltest. Jedoch kannst Du bereits mit den simplen Grundlagen gute Fortschritte erzielen und für mehr Entspannung in Deinem Alltag sorgen.

Eine (kurze) Einleitung ins Autogene Training:

- **Leg Dich flach auf den Boden ins Bett**
- Arme und Beine sind leicht vom Körper weggestreckt
- **Atme tief und ruhig**
- Beim Einatmen hebt sich Deine Bauchdecke, beim Ausatmen senkt sie sich

- **Konzentriere Dich nun auf Deinen rechten Arm und fühle, wie er immer schwerer wird**
- Stell Dir darauf vor, wie die Schwere vom rechten Arm in Deine Schulter wandert und von dort zum linken Arm
- **Wandere mit der Schwere dann in Dein rechtes Bein, das linke Bein, Dein Gesäß und schließlich Deinen Oberkörper**
- Atme weiterhin so ruhig wie möglich
- **Löse die Entspannung anschließend zuerst in Armen und Beinen, indem Du sie leicht hin und her bewegst**
- Atme noch ein paar Mal ruhig durch

Und so einfach ist dann auch schon Autogenes Training für den Anfang. Ich persönlich mache es gerne vor dem Schlafengehen, da ich durch die Entspannung automatisch etwas müde werde.

MEDITATION

Die gesundheitspositiven Effekte der Meditation sind inzwischen nicht bloß Erfahrungswerte, sondern wissenschaftlich bewiesen. Wie bereits erwähnt, gibt es auch beim Meditieren viele unterschiedliche Ansätze und Varianten.

Das Tolle am Meditieren ist aber, dass wir es eigentlich gar nicht falsch machen können.

Du musst nicht jeden Tag stundenlang in irgendeiner unbequemen Sitzposition verharren und Du musst auch keine spezielle Atemtechnik jahrelang trainieren. Alles, was Du brauchst, ist eine einzige Minute pro Tag.

Egal wo Du jetzt bist, lies Dir die folgende Anleitung durch, leg das Buch anschließend zur Seite und befolge die Anleitung.

1. **Atme durch die Nase ein und zähle dabei bis 3**
2. Halte den Atem an und zähle erneut bis 3
3. **Atme durch den Mund langsam aus und zähle dabei wieder bis 3**

Glückwunsch. Soeben hast Du meditiert.

Falls Du Dich fürs Meditieren interessierst und mehr darüber erfahren willst, solltest Du natürlich auch hier zu einem speziellen Buch über Meditation greifen. Für den Anfang reicht die simple Anleitung in diesem Kapitel aber vollkommen aus.

SCHRITT 9: WAS SOLLTEST DU JETZT MACHEN?
- Nimm Dir einfach eine Minute am Tag Zeit – vielleicht am Abend vor dem Schlafengehen, vielleicht morgens nach dem Aufwachen, vielleicht in der Mittagspause
- Teste in dieser Minute das Autogene Training und die kurze Meditation aus diesem Kapitel
- Wenn es Dir hilft, mach 2 Minuten daraus oder eventuell sogar 5, aber auch nur eine einzige Minute täglich wird Dir helfen und Dich entspannen

SCHRITT 10 – NIKOTIN UND ALKOHOL AUFGEBEN

Nikotin und Alkohol sind ungesund, eine schockierende Neuigkeiten für Dich, ich weiß. Neben den gesundheitsschädlichen Auswirkungen und dem Suchteffekt hat beides aber auch einen Einfluss auf Dein Gewicht.

Wenn Du Nikotin und Alkohol aufgibst, wirst Du abnehmen.

TRINKEN AUFGEBEN

Alkoholische Getränke haben genau zwei Effekte auf Deinen Stoffwechsel, die Dich daran hindern abzunehmen:

1. Sie entwässern
2. Sie liefern flüssige Kalorien

Alkohol entwässert Deinen Körper, wodurch Du, um genau zu sein, zunächst sogar an Gewicht verlierst, nachdem Du Alkohol getrunken hast. Dieser kurzfristige Effekt wirkt sich aber langfristig negativ auf Dich aus, denn mit der Entwässerung steigt natürlich auch Dein Durst. Diesen Durst möchtest Du löschen und zwar … mit mehr Alkohol. Ein Teufelskreis entsteht.

Und genau hier greift der zweite Effekt alkoholischer Getränke. Diese enthalten nämlich nicht nur Alkohol und Wasser, sondern auch Kalorien und zwar deutlich mehr als reines Wasser und sogar mehr als Zucker.

- 1g reiner Zucker liefert 4,3 kcal
- 1g eines alkoholischen Getränks liefert 7,1 kcal

Alkoholische Getränke, vor allem Bier, solltest Du daher reduzieren und idealerweise sogar komplett aus Deiner Ernährung verbannen.

RAUCHEN AUFGEBEN

Raucher sind manchmal übergewichtig, aber auch schlank. Raucher gibt es eigentlich in allen Größen und Formen, weshalb es schwerfällt, zu sagen, dass uns das Rauchen am Abnehmen hindert.

Doch auch Rauchen beeinflusst unser Gewicht und gleichzeitig unsere Ernährung und die Effektivität unseres Trainings.

Auch hier gibt es wieder ein paar Zusammenhänge, die kurzfristig nicht sichtbar sind, aber gerade langfristig den Unterschied machen können.

Denn Rauchen hat zwei entscheidende Auswirkungen auf unsere Leistungsfähigkeit:

1. Eine verminderte Ausdauerleistungsfähigkeit
2. Eine verminderte Regenerationsfähigkeit

Wir schaden unserem Herz-Kreislaufsystem und beinträchtigen unsere Lungenfunktionen, indem wir rauchen. Falls Du schon einmal geraucht hast oder es sogar zurzeit machst, dürftest Du das Gefühl kennen, schon bei leichtem Treppensteigen außer Puste zu kommen.

Ebenso wie beim Treppensteigen besitzen wir auch beim Training und anderen alltäglichen Bewegungen eine verminderte Leistungsfähigkeit, wenn wir rauchen. Wir könnten also als

Nicht-Raucher noch einen Kilometer länger laufen, ein paar Wiederholungen mehr schaffen und vielleicht noch eine Hantelscheibe mehr auflegen.

Rauchen vermindert unsere Leistungsfähigkeit und damit den Effekt unseres Trainings.

Der zweite Einflussfaktor, den wir beachten müssen, ist unsere Regenerationsfähigkeit. Auch sie wird durch Rauchen vermindert, weshalb wir nach dem Training nicht so schnell regenerieren können.

In der Folge sind unsere Trainingsleistungen umso mehr im Vergleich zu einem Nicht-Raucher vermindert, da dieser sich ja viel schneller wieder erholen kann als wir.

Das Rauchen senkt also unsere Leistungsfähigkeit und in der Folge nehmen wir weniger durch unser Training ab.

In einer Kettenreaktion beeinflusst dies auch unseren Appetit und damit unsere Ernährung, weshalb es nur ein Urteil zum Rauchen gibt: Hör auf!

SCHRITT 10: WAS SOLLTEST DU JETZT MACHEN?

- Was Du jetzt tun solltest, dürfte klar sein: Hör auf zu rauchen und hör ebenso auf, Alkohol zu trinken.
- Falls Du es wirklich nicht komplett sein lassen kannst, solltest Du Deinen Alkoholkonsum und das Rauchen zumindest stark einschränken.
- In Kapitel 13 gehe ich auf das Prinzip des Cheat Days ein. Solltest Du es wirklich nicht schaffen, komplett auf Alkohol und Zigaretten zu verzichten, ist dieser Cheat Day dafür vorgesehen.

SCHRITT 11: MEHR WASSER TRINKEN

Unser Körper besteht zum größten Teil aus Wasser. Es ist daher kein Wunder, dass Wasser das wichtigste Lebensmittel für uns überhaupt ist. Fast alle Stoffwechselprozesse in unserem Körper haben an irgendeiner Stelle mit Wasser zu tun.

Dies bedeutet, dass wir nur abnehmen können, wenn wir genügend Wasser trinken.

Die offensichtlichen Funktionen von Wasser sind für uns so entscheidend, dass eigentlich nichts in unserem Stoffwechsel richtig ablaufen kann, wenn wir zu wenig Wasser trinken:

- Wasser reguliert unsere Körpertemperatur
- Wasser ist das Lösungsmittel in unserem Körper, wodurch es unsere Ausdauerleistungsfähigkeit (Sauerstofftransport im Blut) und auch den Muskelaufbau (Transport von Nährstoffen zu den Muskeln) beeinflusst
- Über Wasser scheiden wir Abfall- und Giftstoffe aus

Es gibt natürlich noch unzählige weitere Funktionen von Wasser, aber diese alleine zeigen Dir, wie entscheidend Dein Wasserhaushalt beim Abnehmen ist.

Neben diesen Funktionen gibt es aber auch noch spezifische Funktionen, die uns das Abnehmen erleichtern:

1. Wasser gleicht den Flüssigkeitshaushalt aus, ohne zusätzliche Kalorien zu liefern

Wenn Du Durst hast, dann nicht, weil Du Energie in Form von Kalorien brauchst. Du hast Durst, weil Dein Flüssigkeitsbedarf erhöht ist. Stillst Du nun diesen Durst mit einer Flüssigkeitsquelle, die auch Kalorien liefert, führst Du unnötige Kalorien zu.

Wasser ist deshalb immer zuckerhaltigen Getränken wie Cola, Limo, aber auch Fruchtsäften und Smoothies vorzuziehen.

2. Wasser beeinflusst unseren Fettabbau

Fett ist nicht wasserlöslich, weshalb Wasser unmittelbar zunächst nichts mit unserem Fett zu tun hat. Jedoch müssen wir hier etwas umfänglicher denken. Denn unser Flüssigkeitshaushalt beeinflusst unmittelbar unsere Leistungsfähigkeit – können wir mehr schwitzen, kann sich unser Körper besser kühlen und wir sind leistungsfähiger. Der Flüssigkeitshaushalt beeinflusst aber auch indirekt unsere Leistungsfähigkeit – können wir Stoffwechselendprodukte schneller abtransportieren und neue Nährstoffe schneller liefern, reduziert sich die Regenerationsdauer.

Unser Flüssigkeitshaushalt definiert daher sehr deutlich unser Leistungsvermögen und damit auch, wie viel Energie wir beim Training verbrennen können. Und damit beeinflusst Wasser auch unseren Fettabbau immens.

3. Wasser wirkt sättigend

Lassen wir komplizierte Stoffwechselprozesse mal ganz beiseite und verwenden einen alten Abnehmtrick, den Du bestimmt schon einmal gehört hast.

Trink direkt vor einer Mahlzeit ein Glas Wasser.

Dieser Abnehmtrick funktioniert tatsächlich. Denn Wasser wirkt sättigend und wird deshalb Deinen Hunger stillen. Die Folge ist, dass Du weniger isst – probiere es selbst aus.

WIE VIEL WASSER SOLLTEST DU TRINKEN?

Bei dieser Frage scheiden sich die Geister. Nach Empfehlungen der DGE (Deutschen Gesellschaft für Ernährung) sind 2-3 Liter täglich eine ausreichende Menge. Aus eigener Erfahrung kann ich Dir die obere Grenze dieser Empfehlung, also 3 Liter, ans Herz legen. Wenn Du dann noch zusätzlich ungefähr einen Liter pro Stunde Sport trinkst, dürftest Du Deinen Flüssigkeitshaushalt ausreichend decken.

Für einen etwas genaueren Ansatz gibt es eine Faustregel, die besagt, dass wir 30-40ml Wasser pro kg Körpergewicht trinken sollten:

- bei 50 kg Körpergewicht also 2 Liter pro Tag
- bei 75 kg Körpergewicht 2,5 bis 3 Liter pro Tag
- und bei 100 kg Körpergewicht 3,5-4 Liter pro Tag

Eine individuelle Methode, den Flüssigkeitshaushalt richtig einzustellen, ist die, auf Deinen Urin zu achten. So lange er klar ist, wenn Du auf der Toilette bist, hast Du Deinen Flüssigkeitshaushalt richtig eingestellt. Sobald er dunkler wird, ist die Wasserkonzentration im Urin zu niedrig und damit wahrscheinlich auch in Deinem Körper. Je dunkler der Urin also wird, desto mehr solltest Du trinken.

Schritt 11: Was solltest Du jetzt machen?

- Schnapp Dir wieder Dein Ernährungstagebuch und notiere Dir eine Woche lang, wie viel Du trinkst und auch was genau Du getrunken hast
- Rechne für ein Glas Wasser ungefähr 0,3 Liter
- Liegst Du mit Deiner Flüssigkeitszufuhr unter 2 Liter, solltest Du von nun an definitiv mehr trinken
- Wenn Du bereits mehr als 2 Liter trinkst und Dein Urin ist stets klar, deckst Du Deinen Flüssigkeitsbedarf angemessen
- Ist Dein Urin nicht klar, erhöhe die Wasserzufuhr jede Woche um 0,5 Liter, bis er klar wird
- Führe wieder Buch über Deinen Wasserkonsum (eine simple Strichliste reicht) und beobachte die Reaktionen Deines Körpers

Schritt 12: Mehr Schlafen

Schon im Kapitel über Entspannung und Meditation bin ich darauf eingegangen, dass es nicht darum geht, im Schlaf abzunehmen. Unter dem Strich müssen wir mehr Kalorien verbrennen, als wir konsumieren. Sich einfach hinzulegen und zu schlafen wird uns also nicht direkt dabei helfen, abzunehmen.

Mehr Schlaf hilft uns dabei, besser zu regenerieren und Stress abzubauen.

Dies ist der Grund, aus dem ich Dir empfehle, mindestens 8 Stunden täglich zu schlafen. Es gibt Profisportler, die 10 Stunden, manchmal sogar 12 Stunden während der Saison schlafen. Sie brauchen diese lange Schlafdauer, weil sie wissen, dass wir umso intensiver regenerieren müssen, je intensiver wir trainiert haben.

Wenn Du also mit Training abnehmen willst, musst Du immer auch die Regeneration berücksichtigen und das bedeutet, dass Du mindestens 8 Stunden täglich schlafen musst.

Neben diesem Zusammenhang geht es beim Schlafen auch wieder darum, den Alltagsstress abzubauen.

In Kombination führen mehr Entspannung und eine intensivere Regeneration dann zu einem effektiveren Gewichtsverlust.

Schritt 12: Was solltest Du jetzt machen?

- Wie lange schläfst Du im Schnitt pro Tag? Mehr als 8 Stunden? Weniger?
- Versuche zunächst für eine Woche jeden Tag 8 Stunden zu schlafen
- In der Woche darauf stehst Du immer zur selben Zeit auf, egal ob Werktag oder Wochenende
- Darauf gehst Du jeden Tag für eine Woche zur selben Zeit ins Bett
- Beobachte Deine Reaktionen darauf: Fühlst Du Dich entspannter? Fühlst Du Dich fitter und ausgeruhter?
- Experimentiere anschließend mit der Schlafdauer und addiere für eine Woche eine zusätzliche Stunde Schlaf
- Auf diese Art findest Du die optimale Schlafdauer für Dich

SCHRITT 13: FAST FOOD UND SÜßES AUF DEN CHEAT DAY BESCHRÄNKEN

Es gibt einen simplen Grund, aus dem es uns so schwer fällt, uns gesund zu ernähren und abzunehmen. Süßigkeiten, Fast Food und Co. schmecken einfach lecker. Wenn wir abends vor dem Fernseher sitzen und den Tag bei unserer Lieblingsfernsehserie ausklingen lassen wollen, gehört die Tafel Schokolade einfach dazu.

Die Vorstellung, nie wieder einen Burger oder Chips essen zu dürfen, ist für viele so einschüchternd, dass sie es lieber gleich sein lassen mit der gesunden Ernährung.

Doch es gibt eine Lösung für dieses Problem.

WAS IST EIN CHEAT DAY?

Das Modell des Cheat Days lässt Dich eine gesunde Ernährung umsetzen, aber gleichzeitig musst Du nicht für immer auf all die leckeren, ungesunden und dick machenden Dinge verzichten. Mit dem Cheat Day kann im Prinzip jeder eine gesunde Ernährung umsetzen.

Beim Cheat-Day-Modell ernährst Du Dich 6 Tage die Woche gesund und am siebten Tag darfst Du dann alles essen, was Du willst.

Mit diesem Modell ernährst Du Dich zwar nicht zu 100% gesund, aber deutlich gesünder als die meisten Menschen und wahrscheinlich auch gesünder, als Du es jetzt machst.

WO LIEGT DER VORTEIL BEI EINEM CHEAT DAY?

Der für mich entscheidende Vorteil beim Cheat Day liegt in unserer Denkweise. Denn wir brauchen immer eine Art Belohnung für unsere Handlungen. Wir brauchen etwas, das den Aufwand eines gesunden Lebensstils rechtfertigt.

Eigentlich ist unsere Belohnung ja eine bessere Gesundheit und schließlich unsere Traumfigur. Doch diese beiden Dinge sind nicht so einfach greifbar. Darüber hinaus sind sie auch relativ weit weg und liegen irgendwo in der Zukunft.

Ein Cheat Day ist greifbar und jeweils nur eine Woche entfernt.

So bekommen wir alle 7 Tage eine Belohnung für unsere Mühen und motivieren uns dadurch weiter, an einer gesunden Ernährung festzuhalten.

DIE NACHTEILE EINES CHEAT DAY

Das Cheat Day Modell hat leider nicht nur Vorteile, sondern auch Nachteile:

1. **Die Gefahr besteht, dass wir rückfällig werden**

Der Grat, auf dem wir beim Cheat Day wandern, ist sehr schmal. Einmal von Schokolade und Chips gekostet, ist die Gefahr natürlich größer, wieder in alte Gewohnheiten zu verfallen und die gesunde Ernährung aufzugeben.

2. **Ungesunde Lebensmittel bleiben auch beim Cheat Day ungesund**

Nur weil Cheat Day ist, wird Schokolade nicht plötzlich gesund. Mit einem Cheat Day konsumieren wir also auch immer ungesunde Lebensmittel, die deshalb auch einen negativen Effekt auf unsere Gesundheit zeigen werden.

CHEAT DAY – JA ODER NEIN?
Wie Du siehst gibt es Pros und Contras.

- Für einen Cheat Day spricht, dass Du ein kurzfristiges Ziel bekommst, dass Dich mehr motivieren wird.
- Dagegen spricht die Rückfallgefahr und die Tatsache, dass ungesunde Lebensmittel immer ungesund bleiben.

Wenn Du von Dir selbst weißt, dass Du auch mal Schokolade essen kannst, ohne gleich wieder alle guten Vorsätze über Bord zu werfen, kann ich Dir nur empfehlen, das Cheat-Day-Modell umzusetzen.

Der Motivations-Boost ist meiner Meinung nach so wertvoll, dass er den Nachteil, einen Tag in der Woche ungesund zu essen, locker überwiegt.

SCHRITT 13: WAS SOLLTEST DU JETZT MACHEN?
- Probiere das Cheat-Day-Modell am besten 30 Tage lang aus
- Such Dir einen Wochentag aus, an dem Du eventuell mehr vor dem Fernseher sitzt und einfach entspannen willst
- Kauf an dem Tag ein, was Du möchtest, aber achte darauf, Mengen einzukaufen, die nur für diesen einen Tag reichen
- Nach 30 Tagen bewertest Du dann das Modell
- Konntest Du Dich daran halten und hast 6 Tage die Woche gesund gegessen, bleibe beim Modell
- Hast Du einen Rückfall erlebt, starte von vorne, verzichte aber nun auf den Cheat Day

SCHRITT 14: PULVER UND PILLEN WEGWERFEN
Diäten funktionieren nicht. So viel weißt Du inzwischen. Aus denselben Gründen, aus denen Diäten nicht funktionieren, klappt es aber auch nicht mit Diätpillen oder Abnehmshakes.

Pulver und Pillen zum Abnehmen sind eine Erfindung der Industrie, die Dir nur das Geld aus der Tasche ziehen will.

Gehen wir einfach mal logisch an die Sache heran und denken darüber nach, was passieren würde, wenn es tatsächlich eine Abnehmpille gäbe, die funktioniert:

Viele Menschen wollen abnehmen, um einem ästhetischen Ideal zu entsprechen. Ein niedriger Körperfettanteil und ein definierter Körper werden in unsere Gesellschaft als attraktiv eingestuft. Um sich selbst attraktiver zu fühlen, wollen also die meisten abnehmen.

Gleichzeitig bedeutet Übergewicht aber auch ein gesundheitliches Risiko. Übergewicht senkt unsere Lebenserwartung und auch unsere Lebensqualität.

Gäbe es also eine Abnehmpille, die funktioniert, würde zum einen jeder Arzt der Welt übergewichtigen Menschen diese Pille verschreiben und zum anderen jeder übergewichtige Mensch diese Pille nehmen wollen.

Wenn es also eine Abnehmpille gibt, die funktioniert, warum gibt es dann überhaupt einen übergewichtigen Menschen auf der Welt?

Es gibt immer wieder Pillen, die sich damit rühmen, den Stoffwechsel anzuregen, den Appetit zu zügeln oder die Fettverbrennung zu beschleunigen. Doch keine dieser Pillen funktioniert langfristig. Und keine dieser Pillen ist so wirksam wie eine gesunde Ernährung und Bewegung.

L-CARNITIN

Ein sehr beliebtes Supplement für die Fettverbrennung ist L-Carnitin als Pulver oder in Kapseln. Besonders gerne wird es an Frauen verkauft. Es soll dabei helfen, schneller abzunehmen.

L-Carnitin selbst ist ein Protein, welches für die Fettzellen als Transportmolekül wichtig ist. Ohne L-Carnitin kann Fett nicht richtig verbrannt werden, weshalb es folgerichtig auch wichtig ist, um abzunehmen.

Das Problem mit L-Carnitin ist aber, dass – sobald wir unseren Bedarf gedeckt haben – mehr L-Carnitin keinen Effekt auf unsere Fettverbrennung hat. Denn damit Fettsäuren an L-Carnitin gebunden werden können, müssen diese zunächst aus unseren Fettzellen mobilisiert werden.

Mehr L-Carnitin führt aber nicht dazu, dass mehr Fettsäuren mobilisiert werden, so dass eine Supplementation mit L-Carnitin keinen Sinn ergibt, wenn es ums Abnehmen geht.

Spar Dir also Dein Geld und verzichte auf L-Carnitin-Shakes.

KOFFEINPILLEN

Koffeinpillen sollen den Stoffwechsel anregen und dieser Effekt ist tatsächlich zu beobachten, wenn wir Koffein konsumieren. Doch wir kennen bereits eine fantastische Koffeinquelle, mit der wir denselben Effekt erzielen können, die aber gleichzeitig bedeutend natürlicher und günstiger ist: Kaffee!

Statt Koffeinpillen solltest Du einfach 2-3 Tassen schwarzen Kaffee pro Tag trinken. So bekommst Du denselben Effekt, sparst aber eine Menge Geld.

PROTEINPULVER ZUM ABNEHMEN

Proteinpulver können beim Abnehmen helfen, wenn Du sie als Ersatz für eine Mahlzeit ansiehst. In der Regel enthalten Proteinpulver einen niedrigen Fettanteil und der hohe Proteingehalt hilft dabei, Deine Muskelmasse beim Abnehmen zu erhalten.

Jedoch sind Proteinpulver künstliche Produkte und damit zwangsläufig weniger effektiv als eine ausgewogene und gesunde Ernährung.

Proteinpulver können also helfen, sind aber nur eine Notlösung. Sinnvoller ist auch hier eine gesunde und ausgewogene Ernährung.

SCHRITT 14: WAS SOLLTEST DU JETZT MACHEN
- Geh Deine Schränke und Regale durch und sammle alle Pillen und Pulver zusammen

- Schmeiß anschließend alles weg – nichts davon wird Dir helfen, schließlich hat es das ja bisher auch nicht getan
- Mach in Zukunft einen großen Bogen um Produkte, die Dir versprechen, Du könntest mit ihnen leichter abnehmen
- Mach Dir immer wieder klar, dass es nur um Bewegung und eine gesunde Ernährung geht
- Gönn Dir von dem Geld, dass Du gespart hast, indem Du auf Abnehmpillen und Shakes verzichtet hast, einen netten Urlaub am Jahresende

SCHRITT 15: ZUCKER VERMEIDEN

Seit vielen Jahren gibt es den Trend zu fettarmen Produkten. Die Lebensmittel-Industrie hat diesen Trend bis an seine Grenzen ausgebeutet und wir sind deshalb in dem Glauben aufgewachsen, dass Fett unser Problem ist. Fettarme Produkte sind aber nicht die Antwort auf unsere Probleme, ganz im Gegenteil.

Nicht nur Fett aus unserer Nahrung wird als Fettmasse gespeichert, sondern auch Kohlenhydrate.

Für unseren Stoffwechsel geht es nicht darum, wieviel Fett wir konsumieren, es geht darum, wie viel Energie wir aufnehmen und wie viel wir davon auch verbrennen. Ernähren wir uns fettarm, konsumieren aber mehr Energie über Kohlenhydrate als wir verbrennen, bauen wir Fettmasse auf.

Daher sollte unsere größte Sorge nicht sein, ob Lebensmittel fettarm oder fettreich sind, sondern wieviel Energie sie liefern. Und genau deshalb solltest Du auf Lebensmittel verzichten, die einen hohen Zuckeranteil haben.

Nicht Fette oder Kohlenhydrate machen uns dick, sondern Zucker.

Zucker liefert sehr viel Energie pro Masse und ist in fast allen künstlichen Lebensmitteln vermehrt enthalten. Dies liegt daran, dass Zucker zu einem raschen Insulinpeak im Blut führt. In der Folge wird unserem Gehirn signalisiert, dass sein Energiebedarf effektiv gedeckt wird und wir fühlen uns befriedigt.

Zucker führt daher zu einer Ausschüttung von Dopamin, weshalb wir damit positive Emotionen verbinden und darauf nach Lebensmitteln suchen, die uns dasselbe Gefühl nochmal bieten. Sucht entsteht.

Plötzlich geht es nicht mehr darum, unseren Energiebedarf zu decken, sondern darum, unsere Sucht zu befriedigen.

Wir essen auf einmal mehr als wir brauchen. Wir essen sogar dann noch, wenn wir schon lange keinen Hunger mehr haben. Und da auch Kohlenhydrate in Fett umgewandelt werden, sofern diese nicht sofort als Energie verbrannt werden, werden wir dicker, obwohl wir uns fettarm ernähren.

Es gibt eine ganze Reihe von Ernährungsphilosophien, die alle ihre Vor- und Nachteile haben. Was aber alle Ernährungsphilosophien gemein haben, ist, dass zu einem Verzicht auf zuckerhaltige Lebensmittel geraten wird.

Bei den Empfehlungen, auf Zucker zu verzichten, sind sich alle Ernährungsphilosophien einig – aus gutem Grund.

SCHRITT 15: WAS SOLLTEST DU JETZT MACHEN?

- Lies Dir von nun an die Rückseite von Lebensmitteln mit den Inhaltsangaben genau an
- Sobald ein Produkt eine beachtliche Menge Zucker enthält, solltest Du auf dieses Produkt verzichten

SCHRITT 16: VIELE KLEINE MAHLZEITEN ODER WENIGE GROßE?

Diese Frage ist ein gerne diskutierter Streitpunkt, wobei es viele Perspektiven und Argumente gibt, die jeweils für eine der beiden Seiten sprechen. Schauen wir uns mal die beiden wichtigsten Punkte etwas genauer an:

DEN STOFFWECHSEL ANREGEN

Befürworter von vielen kleinen Mahlzeiten empfehlen, alle 3-4 Stunden zu essen, da dies den Stoffwechsel anregen soll. Die Idee dahinter ist, dass unser Stoffwechsel nicht ständig hoch- und runterfährt, sondern permanent Energie zu verarbeiten hat und deshalb auch permanent auf einem hohen Niveau arbeitet.

Mit wenigen Mahlzeiten verbrennen wir deshalb angeblich mehr Kalorien pro Tag.

Auf dem Papier klingt diese Theorie sehr schön, doch leider gibt es dabei ein Problem: Bis heute konnte keine Studie diese Theorie belegen.

Es gibt also bis jetzt keinen Beweis dafür, dass viele kleine Mahlzeiten pro Tag den Stoffwechsel tatsächlich anregen, weshalb diese Theorie für uns kein Argument für viele kleine Mahlzeiten pro Tag sein kann.

HUNGER KONTROLLIEREN

Ein weiteres Argument, dass für die vielen kleinen Mahlzeiten spricht, ist, dass wir hiermit unseren Hunger besser kontrollieren können. Auch hier ist die Idee, dass verschiedene Stoffwechselprozesse stets auf einem Niveau verharren und wir so keine intensiven Peaks erleben, auch nicht bei unserem Hungergefühl.

Wenn wir unseren Hunger permanent durch viele kleine Mahlzeiten stillen, erleben wir weniger Hunger.

Auch diese Theorie klingt auf dem Papier recht nett. Und auch sie hat ihre Probleme:

- Fangen wir einmal an zu essen, ist die Gefahr groß, dass wir mehr essen als wir eigentlich wollten. Eine kleine Mahlzeit kann also manchmal sogar unseren Hunger antreiben und dazu führen, dass wir mehr Nahrung konsumieren, als wir eigentlich wollten.

- Wenige große Mahlzeiten können den Hunger ebenfalls kontrollieren. Allerdings setzt dieser Effekt nach meiner Erfahrung erst nach einer gewissen Umstellungsphase (meist 3-4 Wochen) ein.

WAS IST DENN JETZT BESSER, VIELE KLEINE MAHLZEITEN ODER WENIGE GROßE?

Leider gibt es hier keine allgemeingültige Antwort. Beide Ansätze haben ihre Vor- und Nachteile und welcher schließlich für Dich am besten geeignet ist, hängt in erster Linie wieder einmal nur von Dir selbst ab.

WANN SIND VIELE KLEINE MAHLZEITEN BESSER?

Viele kleine Mahlzeiten sind für Dich geeignet, wenn Du nicht dazu neigst, mehr zu essen, als Du gerade auf dem Teller hast. Wenn Du 5-6 Mahlzeiten morgens vorbereitest und auch jeweils nur die Mengen isst, die Du Dir vorbereitet hast, ist dieser Ansatz sehr wahrscheinlich für Dich besser geeignet.

Jedoch bringt er auch mehr Aufwand bei der Planung und Durchführung mit sich.

WANN SIND WENIGE GROßE MAHLZEITEN BESSER?

Vielleicht hast Du schon einmal vom Intermittierenden Fasten gehört. Bei diesem Ansatz wird empfohlen, 2 bis maximal 3 Mahlzeiten pro Tag zu essen und mindestens 14 Stunden täglich zu fasten. Insgesamt isst Du hierbei vielleicht dieselbe Kalorienmenge, die Du auch verteilt auf 5-6 kleine Mahlzeiten essen würdest, aber eben in einem sehr viel engeren Zeitfenster.

Der größte Nachteil hierbei ist die Umstellungsphase. Denn aus eigener Erfahrung weiß ich, dass Du die ersten 3-4 Wochen starken Hunger verspüren wirst, sofern Du diese Art der Ernährung nicht gewohnt bist.

Sobald Du diese Phase jedoch überstanden hast, überwiegen meiner Meinung nach die Vorteile:

- Du hast weniger Aufwand beim Kochen und Planen der Mahlzeiten
- Du bist nach einer Mahlzeit richtig satt, weil sie auch groß genug war

Inwieweit dieser Ansatz dann den Stoffwechsel anregt oder den Hunger besser kontrolliert, ist wiederum abhängig von Dir selbst.

SCHRITT 16: WAS SOLLTEST DU JETZT MACHEN?

- Teste am besten beide Ansätze für Dich selbst
- Probiere es 30 Tage mit 5-6 kleinen Mahlzeiten aus
- Probiere es anschließend 30 Tage mit 2-3 größeren Mahlzeiten
- Versuch Dich eventuell sogar am Intermittierenden Fasten und lass das Frühstück für 30 Tage weg
- Bleib bei der Ernährung, die für Dich selbst die besten Ergebnisse zeigt und die Du idealerweise ein Leben lang durchziehen kannst

Schritt 17: Natürlich statt Künstlich

Es scheint, als ob jedes Jahr eine neue Ernährung ihren Boom erlebt und plötzlich von allen Seiten als die gesündeste überhaupt betrachtet wird. Mal ist es Low-Carb, mal die Paleo-Ernährung, dann wieder Clean Eating und schließlich die Raw-Vegan-Diet.

Mit einem gewissen zeitlichen Abstand betrachtet wiederholen sich die jährlich boomenden Empfehlungen nach einem bestimmten Zeitraum, so dass wir uns irgendwie immer nur im Kreis drehen.

Statt einer bestimmten Ernährungsphilosophie zu folgen, sollten wir einfach nur Logik benutzen.

Denn eigentlich ist unser Körper doch nur so ausgelegt, dass er auf eine Ernährung dann anspricht, wenn sie seine Bedürfnisse deckt. Schaffen wir es also, eine Ernährung zu finden, die genau das macht, ernähren wir uns auch zwangsläufig so gesund wie möglich.

Evolutionär betrachtet haben wir uns physisch in den letzten Jahren kaum weiterentwickelt, aber dafür umso rasanter gesellschaftlich und auch technologisch. Damit einhergegangen ist auch eine veränderte Lebensmittelindustrie.

Die natürlichen Lebensmittel, die wir noch vor 100 oder 200 Jahren aßen, haben nicht mehr viel mit den Produkten zu tun, die wir heute im Supermarkt finden. Aber unser Körper ist eigentlich immer noch derselbe, den wir Menschen schon seit Jahrhunderten haben.

Die künstlichen Produkte der Lebensmittelindustrie entsprechen nicht unseren Bedürfnissen und sind damit ungesund.

Fettfreie Milch und fettreduzierter Joghurt können niemals so gesund sein, wie natürliche Lebensmittel. Ganz zu schweigen von Big Macs und Pizza.

Statt also nach einer bestimmten Ernährungsphilosophie zu leben, ist es sinnvoll, einfach darüber nachzudenken, ob ein Lebensmittel so natürlich wie möglich ist. Ist es das, ist es auch die gesündeste Option für uns.

- Fleisch
- Fisch
- Eier
- Gemüse
- Obst
- Nüsse
- Getreideprodukte
- Nudeln, Reis, Kartoffeln
- Wasser

Diese Lebensmittel sind die natürlichsten, die wir zur Verfügung haben, und sollten daher auch unseren Speiseplan dominieren.

Schritt 17: Was solltest Du jetzt machen?
- Achte beim nächsten Supermarkteinkauf darauf, welches der Produkte, die Du kaufen willst, so auch in der Natur vorkommen könnte

- Könntest Du das Produkt auch jagen, sammeln oder pflücken?
- Falls ja, ist es eine gesunde Option für Dich
- Falls nicht, lass es im Regal stehen

Schritt 18: Mehr Gemüse essen

Irgendwann wird wahrscheinlich noch jemand auf die Idee kommen, eine Diät, bei der wir kein Gemüse essen dürfen, populär machen zu wollen. Bisher ist es aber so, dass alle Ernährungsphilosophien und Diäten sich einig sind, wenn es ums Gemüse geht.

Gemüse enthält viele Nähr- und Mineralstoffe und liefert uns in der Regel fettarme Energie, mit niedrigem Kohlenhydratanteil.

Gemüse ist damit die gesündeste Lebensmittelgruppe. Daher kann ich Dir nur empfehlen, Gemüse zu jeder Mahlzeit zu essen. Zunächst als Beilage und später vielleicht sogar als dominierendes Lebensmittel.

Was ist, wenn Du kein Gemüse magst?

Als Kind habe ich den Spinat nie essen wollen und heute mag ich bestimmte Kohlsorten nicht. Deshalb würde ich aber nicht behaupten, dass ich kein Gemüse mag.

Es gibt Gemüsesorten, die wir nicht mögen, aber das bedeutet nicht, dass wir generell kein Gemüse mögen.

Erbsen, Möhren und Paprika esse ich zum Beispiel sehr gerne und auch Brokkoli und Weißkohl esse ich öfter.

Wenn Du also eine bestimmte Gemüsesorte nicht magst, probiere einfach die nächste aus. Gemüse ist so vielfältig, dass eigentlich für jeden etwas dabei ist. Du musst einfach nur genügend Sorten ausprobieren.

Und was ist mit Obst?

Hier scheiden sich die Geister wieder. Für einige gibt es beim Obst genauso wenig Probleme wie beim Gemüse, für andere wiederum ist der hohe Fruchtzuckergehalt in den meisten Obstsorten ungesund.

Obst ist natürlich, weshalb wir uns eigentlich hierum keine Sorgen machen müssen.

Sicherlich können wir auch vom Obst zu viel essen und durch den enthaltenen Fruchtzucker unseren Blutzuckerspiegel negativ beeinflussen. Es gibt sogar eine Theorie, nach der ein zu hoher Obstkonsum Diabetes auslösen kann.

Jedoch müssen wir hier vorsichtig sein. Denn zum einen sorgen sich häufig Menschen um den Fruchtzucker im Obst, die ihre Ernährung an anderen Stellen noch nicht in den Griff bekommen haben. Und zum anderen sind die Fälle, in denen es durch einen hohen Obstkonsum wirklich zu Diabetes kam, häufig auf Menschen beschränkt, die zuvor jahrelang ungesund gegessen hatten. Das Obst war hier also nur der berühmte Tropfen, der das Fass zum Überlaufen brachte.

So lange Du Dich gesund und natürlich ernährst, ist Obst kein Problem.

Jedoch sollte Obst nicht Deine Hauptnahrungsquelle sein. Es geht also um ein sinnvolles Gleichgewicht zwischen Obst, Gemüse und tierischen Lebensmitteln.

SCHRITT 18: WAS SOLLTEST DU JETZT MACHEN?

- Sorg dafür, dass Du bei jeder Mahlzeit auch Gemüse auf dem Teller hast
- Probiere viele Gemüsesorten aus, bis Du einige gefunden hast, die Du magst
- Halte Dich an die einfache 5-A-Day-Regel: Iss 5 Sorten Gemüse oder Obst jeden Tag
- Finde ein Gleichgewicht zwischen Obst, Gemüse, Fleisch, Fisch und Nüssen

SCHRITT 19: AUF GETREIDE UND WEIZEN VERZICHTEN

Mit diesem Schritt gehen wir schon in Richtung einer bestimmten Ernährungsphilosophie. Bevor Du diesen Schritt umsetzen willst, empfehle ich Dir deshalb zunächst alle anderen in diesem Buch zumindest getestet zu haben.

Wenn Du das gemacht hast und nun Wege suchst, den nächsten Schritt gehen zu können, bist Du in diesem Kapitel richtig.

WAS IST GETREIDE EIGENTLICH?

Getreide ist ein Sammelbegriff für die Pflanzenfamilie der Süßgräser, wobei die Samen, die Getreidekörner, der Pflanzen gegessen werden können. Zu den bekanntesten Getreidesorten gehören:

- **Dinkel**
- Gerste
- **Hafer**
- Mais
- **Reis**
- Roggen
- **Weizen**

Für uns Menschen sind Getreideprodukte eigentlich sehr gute Nährstoffquellen, da sie viele Vitamine, Spurenelemente und Kohlenhydrate bieten.

WARUM SOLLTEN WIR BEI GETREIDE VORSICHTIG SEIN?

Leider haben wir beim Getreide aber auch einige Nachteile, die wir berücksichtigen müssen. Bei der sogenannten Paleo-Ernährung wird sogar explizit empfohlen, Getreideprodukte zu vermeiden.

Nach Paleo ist unser Verdauungssystem nicht für Getreideprodukte ausgelegt, weshalb uns Mais, Roggen, Weizen und Co. nicht nur dick, sondern auch krank machen können.

Der Grundgedanke dabei ist, dass wir vor 10.000 Jahren noch keinen Ackerbau betrieben haben. Gesellschaftlich und technologisch haben wir uns in den letzten Jahren aber so stark entwickelt, dass wir inzwischen Lebensmittel anbauen können, die unser Stoffwechsel gar nicht verarbeiten kann. Denn physiologisch betrachtet ist die Entwicklung des Menschen in den letzten Jahren doch sehr überschaubar gewesen.

Nach Paleo hinkt die Entwicklung unserer Physiologie der Entwicklung der Lebensmittelindustrie um tausende Jahre hinterher.

Stark überzüchtetes Getreide und die kommerzielle Verarbeitung der Produkte machen es uns auch nicht wirklich leichter. Und da alle Nährstoffe, die uns Getreide liefert, auch in Obst, Gemüse, Fleisch, Fisch und Eiern zu finden sind, macht es Sinn, auf Getreide zu verzichten.

KANN GETREIDE UNS GESUNDHEITLICH SCHADEN?

Abnehmen und Paleo-Ernährung beiseitegelassen, haben Getreideprodukte einen negativen Effekt auf unsere Gesundheit.

Getreide enthält viele Anti-Nährstoffe, wie Lektine, Gluten und Phytinsäure.

Es wird angenommen, dass diese Anti-Nährstoffe unsere Darmwand angreifen und eine Autoimmunreaktion auslösen, die zum „Leaky Gut Syndrome" führen kann. Dabei wird die Darmwand so massiv angegriffen, dass wir zum einen weniger essentielle Nährstoffe über den Darm aufnehmen können und zum anderen können Fremdkörper in unseren Kreislauf gelangen, die wiederum Entzündungen und weitere Autoimmunerkrankungen auslösen und zu Erkrankungen führen, wie:

- **Arthritis**
- Morbus Crohn
- **Schilddrüsenprobleme**
- Diabetes
- **Zöliakie**

SOLL ICH NUN AUF GETREIDE VERZICHTEN ODER NICHT?

Die Paleo-Ernährung weist ihrerseits auch die ein oder andere Logiklücke auf, weshalb ich Dir hier nicht zwangsläufig zu Paleo raten will. Jedoch häufen sich die Anzeichen, dass der eben angesprochene Zusammenhang zwischen Getreide und einigen Erkrankungen besteht. Da wir alle Nährstoffe aus Getreide auch über andere Quellen bekommen können, ist es deshalb aus meiner Sicht sinnvoll, auf Getreide zu verzichten.

Wie immer musst Du aber natürlich selbst entscheiden, ob dieser Verzicht für Dich auch logisch erscheint oder nicht.

Ein weiteres 30-Tage-Experiment ist hier also die beste Wahl.

Wichtig ist aber, dass wir beim Abnehmen zunächst alle anderen Schritte in diesem Buch umsetzen oder zumindest testen sollten, da sie bedeutend größere Effekte auf Dein Gewicht und damit auch Deine Gesundheit zeigen werden als dieser.

ALTERNATIVEN ZU GETREIDE

Übrigens gibt es auch Alternativen für Dich, wenn Du sehr gerne Getreideprodukte isst und deshalb vielleicht nicht so gerne diesen Schritt umsetzt. Diese Alternativen sind sogenannte Pseudogetreide. Das sind Pflanzen, die zur Familie der Knöterichgewächse zählen und weitestgehend glutenfrei sind. Auch sie sind nicht optimal, weil sie immer noch einen gewissen Anteil an Anti-Nährstoffe aufweisen, aber sie sind gegenüber den „echten" Getreidesorten die gesündere Wahl.

Dazu gehören zum Beispiel:

- **Amaranth**
- Buchweizen
- **Quinoa**

SCHRITT 19: WAS SOLLTEST DU JETZT MACHEN?

- Setz zuerst alle anderen Ideen und Schritte in diesem Buch um oder teste sie zumindest für einen gewissen Zeitraum
- Mach anschließend einen 30-Tage-Test und verzichte auf Getreideprodukte
- Eventuell helfen Dir die Pseudogetreidesorten als Alternative
- Beobachte die Reaktionen Deines Körpers nach 30 Tagen und entscheide selbst, ob ein dauerhafter Verzicht auf Getreide für Dich sinnvoll ist oder nicht

SCHRITT 20: PROTEINANTEIL HOCHFAHREN

Mehr Proteine zu konsumieren hilft beim Abnehmen und zwar aus 2 Gründen:

1. Proteine wirken sättigend
2. Proteine „kosten" uns Energie

PROTEINE WIRKEN SÄTTIGEND

Wir haben bereits darüber gesprochen, dass Hunger nicht unser Feind ist, sondern uns sehr genau sagt, was wir brauchen und was nicht. Diesen Zusammenhang spürst Du ganz deutlich, wenn Du eine Mahlzeit mit hohem Proteinanteil und eine ohne miteinander vergleichst.

Enthält eine Mahlzeit Proteine, wirkt sie sättigender, wodurch wir weniger essen.

Ein simpler Grundsatz könnte deshalb für Dich lauten: Nimm mit jeder Mahlzeit auch Proteine auf.

PROTEINE KOSTEN UNS ENERGIE

Die drei für uns Menschen wichtigen Makronährstoffe (Kohlenhydrate, Fette und Proteine) haben alle für sich einen eigenen Stoffwechselweg. Der Stoffwechselweg der Proteine ist jedoch insofern bedeutsam, da wir Proteine über die sogenannte Gluconeogenese für die Energiegewinnung umwandeln können.

Die Gluconeogenese macht im Prinzip aus unseren Proteinen Glucose, die wir aus Kohlenhydraten sehr viel einfacher und schneller bekommen können. Für Proteine bedeutet dass, das bereits bei der Umwandlung in Glucose Energie benötigt wird.

Zwar gilt dies streng genommen auch für Fette und Proteine, jedoch benötigt die Gluconeogenese viel mehr Energie, als der normale Stoffwechselweg der Kohlenhydrate und Fette.

Der Energieverlust durch den Stoffwechselweg lässt sich grob so beziffern:

- Fett: 2-3%
- Kohlenhydrate: 6-8%
- Proteine: 25-30%

100kcal Proteine liefern uns also viel weniger Energie, als 100kcal Kohlenhydrate oder Fette.

WOHER BEKOMMST DU GESUNDE PROTEINE?

Die gesündesten Proteine sind die Proteine, die Du in natürlichen Lebensmitteln finden kannst:

- **Fleisch**
- Fisch
- **Eier**
- Gemüse

Es spricht aber auch nichts dagegen, Wheyprotein zu verwenden. Es gilt zwar auch weiterhin, dass vollwertige Lebensmittel aus natürlichen Quellen gesünder und effektiver sind, aber Wheyprotein-Shakes haben den Vorteil, dass es einfache Proteinquellen sind, die Dich auch keinen Aufwand fürs Kochen kosten.

Aber nochmal: Proteinshakes sind nur eine Notlösung. Im Idealfall kochst Du jeden Tag selbst und deckst Deinen Proteinbedarf über natürliche Quellen.

SCHRITT 20: WAS SOLLTEST DU JETZT MACHEN?

- All Deine Mahlzeiten sollten auch Proteine enthalten
- Solltest Du Probleme damit haben, täglich zu kochen, ist Wheyprotein eine sinnvolle Ergänzung
- Achte darauf, dass Du ein Wheyprotein-Isolat kaufst, da dieses weniger Laktose enthält

SCHRITT 21: KALORIEN BERECHNEN

Kalorien berechnen ist irgendwo auch ein leidiges Thema. Dies liegt vor allem daran, dass es Zeit und Mühe kostet, alle Mahlzeiten abzuwiegen, ihren Energiegehalt nachzusehen und ihre Nährstoffzusammensetzung zu prüfen.

Kalorienrechnen funktioniert, ist aber nicht zwingend notwendig, um effektiv abnehmen zu können.

Mit den anderen Tipps in diesem Buch wirst Du abnehmen und Dein Zielgewicht erreichen, jedoch kannst Du Deine Entwicklung mit dem Berechnen von Kalorien sehr viel genauer bestimmen und einstellen.

Aber nochmal, wenn Du die zusätzliche Zeit und Mühe, die das Kalorienrechnen mit sich bringt, nicht investieren willst, ist das kein Problem. Falls Du das aber machen willst, bekommst Du hier eine funktionierende Anleitung.

WOHER BEKOMMST DU DIE DATEN FÜR DIE LEBENSMITTEL?

Die erste Quelle für die Nährstoffangaben der Lebensmittel sind die Lebensmittel selbst. Viele von ihnen werden abgepackt und müssen dann auf der Rückseite konkrete Nährstoffangaben angeben. Hier findest Du genaue Kalorienangaben und auch die Makronährstoffverteilung (Fette, Kohlenhydrate und Proteine).

Dies gilt aber nicht für frisches Obst und Gemüse, Fleisch, Fisch und Eier. Wenn Du diese Lebensmittel genauer unter die Lupe nehmen willst, brauchst Du eine Kalorientabelle.

Eine sehr gute Tabelle, die ich öfters nutze, ist die von FDDB (zu finden unter http://fddb.info/). Sie ist kostenlos und sehr umfangreich, meiner Meinung nach aber immer noch übersichtlich und leicht zu navigieren. Es gibt sogar Apps für mobile Endgeräte auf der gleichen Seite, die teilweise kostenlos sind.

WIE GENAU BERECHNET MAN KALORIEN?

Beim Kalorienrechnen gibt es eine ganze Reihe von Ansätzen. Der aus meiner Sicht einfachste ist dieser:

GRUNDUMSATZ BERECHNEN

Der Grundumsatz ist eine Kenngröße, die beschreibt, wie viel Energie Du benötigst, um die Grundfunktionen Deines Körpers aufrechtzuerhalten. Diese Menge musst Du also täglich zuführen, damit Dein Körper überhaupt seine Funktionen erfüllen kann.

Um den Grundumsatz zu berechnen, gibt es für Frauen und Männer jeweils unterschiedliche Formeln, die wir hier an Hand eines Beispiels durchrechnen wollen.

Grundumsatz für Männer berechnen:

Grundumsatz [kcal/24 h] = 66,47 + 13,7 × Körpergewicht [kg] + 5 × Körpergröße [cm] - 6,8 × Alter [Jahre]

Grundumsatz für Frauen berechnen:

Grundumsatz [kcal/24 h] = 655,1 + 9,6 × Körpergewicht [kg] + 1,8 × Körpergröße [cm] - 4,7 × Alter [Jahre]

Grundumsatz an einem Beispiel berechnen:

Gehen wir einfach mal von einem typischen Mann im Alter von 35 Jahren aus, der genau 80kg wiegt und 1,80m groß ist. Mit diesen Werten ergibt sich folgende Formel:

Grundumsatz [kcal/24 h] = 66,47 + 13,7 × 80 (Körpergewicht [kg]) + 5 × 180 (Körpergröße [cm]) - 6,8 × 35 (Alter [Jahre]) = <u>1824,47 kcal/Tag</u>

Dieser Mann hat also einen Grundumsatz von ungefähr 1825 kcal/Tag.

Damit wissen wir aber noch nicht, wie viel dieser Mann wirklich täglich zu sich nehmen muss, um seinen Bedarf zu decken. Denn zum Grundumsatz kommt noch der sogenannte Leistungsumsatz hinzu.

LEISTUNGSUMSATZ BEREChNEN

Der Leistungsumsatz wiederum ist eine Kenngröße, welche die Energiemenge beschreibt, die wir über den Grundumsatz hinaus benötigen. Diese Energie brauchen wir zum Beispiel für unsere Arbeit, den Sport, fürs Einkaufen oder für Freizeitaktivitäten.

Den Leistungsumsatz können wir über den PAL-Wert bestimmen. PAL steht übrigens für Physical Activity Level.

PAL-Werte in der Übersicht:

- 1,2   =   nur sitzende oder liegende Tätigkeit
- 1,4 – 1,5   =   sitzend, kaum körperliche Aktivität
- 1,6 – 1,7   =   sitzend, gehend und stehend
- 1,8 – 1,9   =   hauptsächlich stehend und gehend
- 2,0 – 2,4   =   körperlich anstrengende Arbeit

Da wir nicht 24 Stunden am Tag die gleiche Tätigkeit durchführen, müssen wir die jeweilige Aktivität bzw. den passenden PAL-Wert dafür noch mit der entsprechenden Zeitdauer verrechnen.

Bleiben wir doch einfach bei unserer Beispielrechnung für den Grundumsatz.

Leistungsumsatz an einem Beispiel berechnen:

Der Mann aus unserem Beispiel arbeitet an einem normalen Tag 8 Stunden als Büroangesteller (PAL-Wert = 1,4), macht ungefähr eine Stunde Sport (PAL-Wert = 2,0), kümmert sich 3 Stunden um Haushalt und Familie (PAL-Wert = 1,6), sieht 4 Stunden fern (PAL-Wert = 1,2) und schläft 8 Stunden (PAL-Wert = 1,2).

Mit diesen Angaben erhalten wir den PAL-Gesamtwert:

PAL-Gesamtwert = 8 x 1,4 + 1 x 2,0 + 3 x 1,6 + 4 x 1,2 + 8 x 1,2 = <u>32,4</u>

PAL-Durchschnittswert = PAL-Gesamtwert / 24 Stunden = 32,4 / 24 = <u>1,35</u>

Mit diesem Wert müssen wir nun nur noch den Grundumsatz multiplizieren und wir erhalten den Gesamtumsatz des Mannes:

Gesamtumsatz = 1,35 x 1825 kcal/Tag = <u>2463,75 kcal/Tag</u>

Der Mann aus unserem Beispiel hat also einen Gesamtumsatz von ungefähr 2464 kcal/Tag, wobei 1825 kcal seinem Grundumsatz und 639 kcal seinem Leistungsumsatz (Gesamtumsatz - Grundumsatz) entsprechen.

MIT DEM KALORIENRECHNEN ABNEHMEN

Schön, wirst Du jetzt vielleicht denken. Wir wissen, wie viel Energie der Mann braucht, aber wie können wir diese Information jetzt nutzen, um abzunehmen?

Um abnehmen zu können, brauchen wir ein Kaloriendefizit.

Wie ich bereits öfter angesprochen habe, müssen wir mehr Kalorien verbrennen, als wir über die Nahrung aufnehmen. Du musst also schauen, dass die Lebensmittel, die Du täglich isst, in Summe weniger Kalorien liefern, als Du laut Deines Gesamtumsatzes verbrennst.

Energie Deiner Nahrung < Dein Gesamtumsatz = Du nimmst ab

So einfach ist abnehmen auf dem Papier.

In der Praxis solltest Du konkret versuchen, 300 – 500 kcal weniger durch die Nahrung aufzunehmen, als Du umsetzt.

Wenn wir uns also wieder das Beispiel aus diesem Kapitel ansehen, dann sollte der Mann maximal 2164 kcal täglich aufnehmen, damit er abnehmen kann. Gleichzeitig sollte er aber aus gesundheitlichen Gründen auch nicht weniger als 1964 kcal aufnehmen. So lange der Mann also grob gesagt 2000 – 2150 kcal täglich konsumiert, wird er abnehmen.

Und genauso solltest auch Du das Prinzip des Kalorienzählens nutzen, um die Energiemenge zu finden, mit der Du gesund abnehmen kannst.

SCHRITT 21: WAS SOLLTEST DU JETZT MACHEN?

- Überlege für Dich selbst, ob Du Kalorien zählen möchtest
- Falls ja, berechne Deinen Grundumsatz
- Darauf Deinen PAL-Wert
- Nutze PAL-Wert und Grundumsatz, um Deinen Gesamtumsatz zu berechnen
- Schnapp Dir Dein Ernährungstagebuch und notiere von nun an hinter alle Lebensmittel die genaue Kalorienmenge
- Achte darauf, ungefähr 300 – 500 kcal weniger zu konsumieren, als Du laut Deinem Gesamtumsatz verbrennst

SCHRITT 22: KALORIEN FEINJUSTIEREN

Es gibt Kritiker, die dem Prinzip des Kalorienzählens nichts abgewinnen können. Diese Kritiker beziehen sich jedoch nicht darauf, dass wir für dieses Prinzip Zeit und Mühe aufwenden müssen, sondern halten es generell für fehlerhaft, meist aus diesen Gründen:

- Kalorien sind nicht gleich Kalorien
- Die Kalorienangaben der Lebensmittel sind nur Näherungswerte
- Unser individueller Stoffwechsel ist zu komplex, um ihn an Hand einer Formel genau bestimmen zu können

KALORIEN SIND NICHT GLEICH KALORIEN

Die Kritiker liegen bei dieser Aussage richtig.

Denn es gibt viele Faktoren, die bei einer bestimmten Kalorienmenge Fett zu einem anderen Effekt führen, als bei derselben Kalorienmenge an Proteinen oder Kohlenhydraten.

Die Gluconeogenese habe ich ja bereits angesprochen. Sie alleine beweist, dass Kalorien nicht gleich Kalorien sind. Wichtig ist halt auch immer die Art der Kalorien.

DIE KALORIENANGABEN DER LEBENSMITTEL SIND NUR NÄHERUNGSWERTE

Auch hier haben die Kritiker Recht. Denn nicht jedes konkrete Lebensmittel und Produkt wird untersucht, sondern nur eine Stichprobe. Dass es bei Werten, die aus einer Stichprobe gewonnen werden, auch immer eine gewisse Schwankung gibt, dürfte klar sein.

Aufgrund dessen enthalten 200 g Erbsen nicht zwangsläufig immer dieselbe Nährstoffmenge.

Dementsprechend können wir nur sehr schwer die Kalorienaufnahme exakt bestimmen. Warum sollten wir dann unseren Kalorienbedarf penibel genau berechnen?

UNSER INDIVIDUELLER STOFFWECHSEL IST ZU KOMPLEX, UM IHN AN HAND EINER FORMEL GENAU BESTIMMEN ZU KÖNNEN

Auch hier haben die Kritiker ein gutes Argument. Denn Gewicht, Alter, Größe und einen PAL-Wert als einzige Parameter zu bestimmen, um den Kalorienbedarf festzulegen, wird der Komplexität des menschlichen Organismus nicht wirklich gerecht.

Jeder Mensch ist anders, weshalb es auch naheliegt, dass jeder Stoffwechsel andere Umsätze produziert.

WARUM KÖNNEN WIR KALORIENZÄHLEN ABER TROTZDEM ALS METHODE VERWENDEN?

Doch allen Argumenten der Kritiker zum Trotz gibt es ein System, mit dem wir das Kalorienzählen effektiv nutzen können, auch wenn es vielleicht nicht so genau ist, wie wir es gerne hätten.

Denn wenn wir Kalorienzählen als relatives System verwenden, gleichen wir fast alle Fehler der Methode aus.

Wenn wir als Gesamtumsatz 2500 kcal erhalten, sagt das aufgrund der eben dargestellten Zusammenhänge vielleicht nicht so viel aus, aber wir können es dennoch als relatives Bezugssystem verwenden.

Wenn wir nämlich abnehmen wollen, geht es darum, weniger Energie aufzunehmen, als wir verbrennen – so viel weißt Du inzwischen. Ob wir nun 2200 kcal dazu aufnehmen müssen, oder 2100 kcal macht für uns keinen Unterschied. Wichtig ist allein, dass wir unterkalorisch, also unter unserem Bedarf bleiben.

Daher können wir ganz einfach 2200 kcal aufnehmen und eine Woche lang beobachten, was mit unserem Gewicht passiert. Nehmen wir nach einer Woche nicht ab, senken wir die Aufnahme auf 2100 kcal und beobachten unser Gewicht für eine weitere Woche. Nehmen wir nun ab, bleiben wir so lange bei 2100 kcal, bis wir unser Zielgewicht erreicht haben oder unser Gewicht wieder stagniert.

Als relatives Bezugssystem funktioniert das Kalorienzählen also wieder. Nehmen wir mit einer bestimmten Kalorienmenge nicht ab, reduzieren wir sie um 100 kcal. Nehmen wir vielleicht sogar zu viel ab, erhöhen wir die Kalorienaufnahme wieder um 100 kcal. So einfach ist es.

SCHRITT 22: WAS SOLLTEST DU JETZT MACHEN?

- Falls Du aufs Kalorienzählen setzt, beobachte Dein Gewicht bei einer bestimmten Kalorienaufnahme für eine Woche
- Nimmst Du ab, lass alles wie es ist
- Stagniert Dein Gewicht, reduziere die Kalorienmenge, die Du aufnimmst, um 100 kcal
- Nimmst Du zu viel ab, erhöhe die Kalorienaufnahme um 100 kcal
- Folge diesem Prinzip, bis Du Dein Zielgewicht erreicht hast

Schritt 23: Bewegung zum Abnehmen

Alle bisherigen Kapitel befassten sich hauptsächlich mit der Ernährung. Dies liegt daran, dass die Ernährung den größten Einfluss aufs Abnehmen hat. Wenn wir uns aber nur um die Ernährung kümmern, beeinflussen wir auch nur einen Faktor unserer Gleichung.

Verbrannte Energie > Aufgenommene Energie = Abnehmen

Mit der Ernährung haben wir also nur den Faktor der aufgenommenen Energie zu unseren Gunsten manipuliert. Wenn wir nun noch den Faktor der verbrannten Energie nutzen, werden wir umso mehr Erfolg beim Abnehmen haben.

Vielleicht hast Du es bereits mit dem Sport versucht, bist für ein paar Tage ins Fitnessstudio gegangen, 2- oder 3-mal Laufen gegangen oder hast sogar einen Stepper zu Hause, den Du eigentlich mehrmals pro Woche nutzen wolltest. Doch irgendwie hat Dir das alles nicht so viel Spaß gemacht, so dass Du es mit dem Sport auch wieder sein gelassen hast.

Statt direkt in intensive Sportprogramme einzusteigen, solltest Du zunächst versuchen, Dich im Alltag mehr zu bewegen.

Es gibt die Theorie, dass wir nur 10.000 Schritte pro Tag machen müssen, um uns ausreichend viel zu bewegen. Sicherlich kann man auch hier über die Effektivität dieser Methode streiten, aber es ist ein simpler Ansatz und simple Ansätze sind als Ausgangspunkte immer gut.

Leider ist es so, dass wir im Alltag sehr selten zu Fuß unterwegs sind. Bei der Arbeit sitzen wir häufig an einem Schreibtisch, beim Lernen ebenfalls. In der Freizeit sitzen wir vor dem Fernseher oder dem Computer und zum Einkaufen fahren wir mit dem Auto. Im Schnitt machen wir in den Industrieländern nur noch 2.000 bis 3.000 Schritte pro Tag, also deutlich zu wenig.

Eine gute Möglichkeit diese Schrittanzahl ansteigen zu lassen, ist, wenn möglich, aufs Auto zu verzichten. Allein dadurch wird sich unsere Schrittanzahl pro Tag mindestens verdoppeln. Eine andere Möglichkeit, im Alltag mehr Bewegung zu bekommen, ist die, auf Aufzüge zu verzichten und immer die Treppen zu nehmen.

Eine todsichere Methode, um im Alltag auf über 10.000 Schritte zu kommen, ist Dein eigener Hund. Dieser muss mehrfach pro Tag raus, wodurch Du automatisch einen Grund hast, Dich zu bewegen.

Schritt 23: Was solltest Du jetzt machen?

Finde zunächst Alltagsaufgaben, die Du problemlos zu Fuß erledigen kannst:

- Geh morgens zu Fuß zum Bäcker
- Geh zu Fuß einkaufen – da Du ohne Auto weniger einkaufen kannst, musst Du wahrscheinlich mehrfach pro Woche einkaufen gehen
- Nimm immer die Treppen und verzichte auf den Aufzug
- Geh zu Fuß zur Arbeit, wenn es möglich ist
- Parke etwas weiter von der Arbeit entfernt und lauf dann vom Parkplatz aus

Suche darauf nach Möglichkeiten, Deine Freizeit aktiv zu gestalten

- Schnapp Dir ein Hörbuch und geh am Wochenende etwas spazieren
- Spiel mehr mit den Kindern, wenn Du welche hast

- Besorg Dir eventuell einen Hund oder geh mit dem Hund des Nachbarn raus
- Schalte nur noch nach 20.00 Uhr den Fernseher ein und Du wirst automatisch nach einer aktiven Beschäftigung suchen

SCHRITT 24: AKTIVE HOBBIES SUCHEN

Nachdem Du jetzt schon im Alltag mehr Bewegung bekommst, bist Du definitiv auch im Bereich Kalorien verbrennen auf dem richtigen Weg. Um hier den nächsten Schritt machen zu können, brauchst Du aber immer noch kein Fitnessstudio.

Such Dir aktive Hobbies und vermeide passive.

Denk einfach mal darüber nach, wie viele Stunden pro Tag Du passiv auf der Couch sitzt oder vor dem Computer. Vielleicht blätterst Du auch immer wieder dieselben Magazine durch oder verbringst Stunden damit, den Status Deiner Freunde auf Facebook zu checken.

Körperlich betrachtet sind all diese Dinge passiv und helfen uns nicht dabei, mehr Kalorien zu verbrennen und abzunehmen. Du brauchst also aktive Hobbies und Beschäftigungen.

HAUSTIERE

Den Hund habe ich bereits angesprochen, aber es gibt natürlich noch andere Haustiere, die vielleicht nicht denselben Effekt mit sich bringen, aber trotzdem dazu führen, dass Du Dich mehr bewegen musst. In jedem Fall ist ein Haustier eine aktivere Beschäftigung als Facebook.

KINDER

Gut, ich will Dir hier nicht empfehlen, Kinder in die Welt zu setzen, nur damit Du effektiv abnehmen kannst (!), aber solltest Du bereits Kinder haben, dann spiel einfach jeden Tag ein bisschen mit ihnen. Vielleicht kannst Du aber auch einfach auf die Kinder Deiner Nachbarn aufpassen oder spielst den Babysitter für Familienmitglieder.

Kinder hassen es, passiv zu sein, und suchen ständig nach aktiven Beschäftigungen. Lass Dich einfach von ihnen mitnehmen und Du wirst ganz sicher ins Schwitzen kommen.

VEREINE

Es muss nicht direkt der Sportverein sein, es gibt auch viele andere Vereine und gemeinnützige Organisationen, die Dir mehr Aktivität bringen werden. Diese Art der Freizeitaktivität hat auch noch den Vorteil, dass Du neue Menschen kennenlernen kannst.

MUSIK

Hast Du schon einmal eine halbe Stunde Schlagzeug gespielt? Wenn Du dabei keine Kalorien verbrennst, machst Du es nicht richtig. Aber auch andere Instrumente sorgen für ein aktiveres Leben und können Dir beim Abnehmen helfen.

SCHRITT 24: WAS SOLLTEST DU JETZT MACHEN?

Ein aktives Hobby zu finden mag vielleicht nicht in Rekordzeit die Pfunde purzeln lassen, aber es verändert Deine Sichtweise und macht aus dem alten passiven und übergewichtigen Ich ein aktives Ich, was sich auch auf der Waage bemerkbar machen wird.

- Denk deshalb jetzt darüber nach, welches aktive Hobby Dir Spaß machen könnte
- Ruf jetzt Deine Cousine an, weil Du für sie babysitten willst
- Klopf jetzt bei Deinem Nachbarn, um zu fragen, ob Du seinen Hund öfters ausführen darfst
- Google jetzt im Internet nach einem Verein, der Dich interessiert
- Und besorg Dir jetzt ein Musikinstrument, an dem Du Spaß haben könntest
- Falls Dir sonst noch etwas Aktives eingefallen ist, mach genau jetzt den ersten Schritt in die richtige Richtung

Schritt 25: Laufen zum Abnehmen

Laufen hat viele Vorteile und kann auch effektiv zum Abnehmen genutzt werden. Ein ausführliches Trainingsprogramm zum Laufen habe ich in einem meiner Bücher bereits besprochen.

In *Laufen zum Abnehmen* findest Du einen Trainingsplan für ein ganzes Jahr, der bei den absoluten Grundlagen beginnt und dann jede Woche intensiver wird. Möchtest Du also mit dem Laufen abnehmen, kann ich Dir nur empfehlen, Dir Laufen zum Abnehmen genauer anzusehen.

Um ins Lauftraining einsteigen zu können, habe ich Dir aber auch hier in diesem Kapitel ein Trainingsprogramm für Einsteiger zusammengestellt, mit dem Du Fortschritte machen wirst.

Mit dem hier vorgestellten Trainingsprogramm für 8 Wochen kannst Du abnehmen und testen, ob die Sportart Laufen für Dich sinnvoll ist oder nicht.

Denn es geht bei den meisten Sportarten nicht darum, wie effektiv sie sind oder nicht, sondern in erster Linie um die Motivation, die Du für diese Sportart entwickeln kannst. Mit dem Laufen können wir effektiv abnehmen, so viel steht fest, aber wenn Du keinen Spaß am Laufen hast, nützt Dir der beste Trainingsplan überhaupt nichts.

Mein Tipp für Dich ist deshalb, es mit dem folgenden Trainingsplan für ein paar Wochen auszuprobieren und wenn Du das Gefühl hast, Du könntest ein Lauftraining dauerhaft umsetzen, bleib dabei. Falls Du aber schon nach wenigen Wochen keine Lust mehr am Laufen hast, such Dir eine andere Sportart.

Schritt 25: Was solltest Du jetzt machen?

Teste dieses 8-Wochen-Trainingsprogramm zum Laufen an Dir und entscheide danach, ob Laufen etwas für Dich ist oder nicht.

Woche 1

Mo - Workout 1:

Kategorie: Laufen	
Inhalt:	<ul><li>5min Laufen</li><li>1min Pause</li><li>4 Runden</li></ul>
Ziel:	Ziel ist es jeweils 5min ohne Pause am Stück zu laufen. In den einzelnen Pausen, kannst Du weitergehen oder Dich komplett ausruhen.

Fr - Workout 2:

Kategorie: Laufen	
Inhalt:	• 15min Laufen
Ziel:	Keine Pause machen zu müssen, sollte Dein Ziel sein.

Woche 2

Mo - Workout 1:

Kategorie: Laufen	
Inhalt:	<ul><li>5min Laufen</li><li>30s Pause</li><li>4 Runden</li></ul>
Ziel:	Die Pausendauer wird im Vergleich zur ersten Woche halbiert, wodurch dieses Workout intensiver wird. Versuche jedes Intervall ohne Unterbrechung durchzulaufen.

Fr - Workout 2:

Kategorie: Laufen	
Inhalt:	• 20min Laufen
Ziel:	Das Workout dauert 5min länger als letzte Woche. Versuche trotzdem keine Pause machen zu müssen.

Woche 3

Mo - Workout 1:

Kategorie: Laufen	
Inhalt:	• 3km Laufen
Ziel:	3km entsprechen 7,5 Runden auf der Tartanbahn. Versuche ohne Pause durchzulaufen und miss deine Gesamtzeit für die Strecke.

Fr - Workout 2:

Kategorie: Laufen	
Inhalt:	• 25min Laufen
Ziel:	Und noch einmal 5min mehr. Damit bist Du schon fast bei einer halben Stunde angekommen.

Woche 4

Mo - Workout 1:

Kategorie: Laufen	
Inhalt:	• 3km Laufen
Ziel:	Nochmals 3km. Versuche aber dieses Mal Deine Zeit von letzter Woche zu unterbieten. Dein Ziel sollte es sein, weniger als 25min zu brauchen.

Fr - Workout 3:

Kategorie: Laufen	
Inhalt:	• 30min Laufen
Ziel:	Jetzt läufst Du bereits eine halbe Stunde am Stück. Die Distanz ist weiterhin egal, versuch einfach durchzuhalten.

Woche 5

Mo - Workout 1:

Kategorie: Laufen	
Inhalt:	• 4km Laufen
Ziel:	Ein Kilometer Extra. Dein Ziel sollte es sein, weniger als eine halbe Stunde für diese Distanz zu brauchen. 4km entsprechen übrigens genau 10 Runden auf der Tartanbahn.

Mi - Workout 2:

Kategorie: Laufen	
Inhalt:	• 3min Laufen • 60s Pause • 6 Runden
Ziel:	Ein dritter Trainingstag kommt ab dieser Woche hinzu.

Fr - Workout 3:

Kategorie: Laufen	
Inhalt:	• 10min Laufen • 1min Pause • 4 Runden
Ziel:	In Summe kommst Du mit diesem System bereits auf 40min.

Woche 6

Mo - Workout 1:

Kategorie: Laufen	
Inhalt:	• 4km Laufen
Ziel:	Versuche Deine Zeit von letzter Woche zu schlagen. Vielleicht schaffst Du es sogar weniger als 28min zu brauchen. Das wären immerhin 7 Minuten für einen Kilometer.

Mi - Workout 2:

Kategorie: Laufen	
Inhalt:	• 2min Laufen • 60s Pause

	• 8 Runden
Ziel:	Ein Belastungsintervall dauert nur noch 2 Minuten. Dafür solltest Du aber insgesamt 8 Intervalle machen.

Kategorie: Laufen	
Inhalt:	• 13min Laufen • 1min Pause • 3 Runden
Ziel:	3 Runden mit je 13min ergeben fast dieselbe Gesamtdauer wie letzte Woche. Dafür hast Du aber eine Pause weniger zur Verfügung.

Woche 7

Mo - Workout 1:

Kategorie: Laufen	
Inhalt:	• 5km Laufen
Ziel:	5km am Stück sind schon eine ordentliche Leistung. Übertreibe es am Anfang nicht und versuche zunächst nur unter 40min zu bleiben.

Mi - Workout 2:

Kategorie: Laufen	
Inhalt:	• 2min Laufen • 45s Pause • 8 Runden
Ziel:	Die gleiche Dauer wie letzte Woche bei der Belastung, allerdings wird die Pause etwas kürzer.

Fr - Workout 3:

Kategorie: Laufen	
Inhalt:	• 15min Laufen • 1min Pause • 3 Runden
Ziel:	Die Intervalle dauern jetzt 15min, so dass Du in Summe schon 45min läufst.

Woche 8

Mo - Workout 1:

Kategorie: Laufen	
Inhalt:	• 5km Laufen
Ziel:	Schaffst Du es 5km in unter 35 Minuten zu laufen?

Mi - Workout 2:

Kategorie: Laufen	
Inhalt:	• 1min Laufen • 30s Pause • 8 Runden
Ziel:	Ein kurzes, aber dafür intensives Intervallworkout in der letzten Woche.

Kategorie: Laufen	
Inhalt:	<ul><li>20min Laufen</li><li>1min Pause</li><li>2 Runden</li></ul>
Ziel:	Zwar reduziert sich die Gesamtzeit im Gegensatz zur Vorwoche, aber die Dauer der einzelnen Belastungsintervalle verlängert sich.

Schritt 26: Krafttraining zum Abnehmen

Mit dem Krafttraining abzunehmen ist nicht nur sehr effektiv, sondern hat sogar zwei Vorteile gegenüber dem Ausdauertraining:

1. Nachbrenneffekt
2. Erhalt der Muskelmasse

Der Nachbrenneffekt beim Krafttraining

Wenn Du ein Krafttraining durchführst, erzeugst Du in Deiner Muskulatur kleine Mikrorisse. Diese Risse sind nicht schlimm und führen langfristig auch nicht zu Verletzungen, es kostet unseren Körper aber Energie, diese Mikrorisse wieder zu reparieren.

Du kannst Dir die Mikrorisse auch als Muskelkater vorstellen, der innerhalb weniger Tage wieder verschwunden ist.

Damit der Muskelkater verschwindet, muss die Muskulatur aber wieder regeneriert werden, Proteine werden eingebaut, Stoffwechselendprodukte abtransportiert und die Durchblutung angeregt.

All das führt in Kombination nicht nur zu Muskelwachstum, sondern auch zu verbrannten Kalorien. Und genau diesen Effekt hast Du beim Ausdauertraining nicht in dem Maße.

Erhalt der Muskelmasse

Krafttraining baut Muskeln auf. Deshalb trainieren so viele Männer mit den schweren Gewichten, während Frauen auf dem Stepper schwitzen. Doch tatsächlich wäre es für Frauen viel besser, wenn auch sie mit den schweren Gewichten trainieren würden.

Denn beim Abnehmen verlieren wir auch Muskelmasse, die wir aber durch ein Krafttraining erhalten können.

Ich bin mir nämlich sehr sicher, dass Du eigentlich gar nicht abnehmen willst, sondern Du willst viel eher Fettmasse abbauen. Das heißt, dass eigentlich nicht Dein Gesamtgewicht, sondern das Gewicht Deiner Fettmasse reduziert werden soll. Und dabei helfen Dir mehr Muskeln.

Denn mehr Muskeln kosten uns mehr Energie im Alltag. Stell Dir zwei Menschen vor, die genau 80kg wiegen. Einer davon hat jedoch einen Körperfettanteil von 25% und der andere einen von 10%. Wenn sich nun letzterer bewegt, einkaufen geht oder einfach nur Staub wischt, ist bei all seinen Bewegungen viel mehr Muskelmasse beteiligt, wodurch er auch mehr Energie bei den Bewegungen verbrennt.

Unser Ziel muss es daher sein, beim Abnehmen Deine Muskelmasse zu erhalten.

Und das schaffen wir am besten mit einem systematischen Krafttraining.

KRAFTTRAINING MIT GEWICHTEN

Solltest Du Gewichte und ein paar Hanteln zu Hause haben, kannst Du eigentlich alle Muskeln Deines Körpers trainieren. Idealerweise hast Du aber auch Zugang zu Fitnessstudio-Equipment, auch wenn dies natürlich nicht zwingend notwendig ist.

Solltest Du aber bereits Mitglied in einem Fitnessstudio sein, kann ich Dir folgenden Trainingsplan für die ersten Monate (2- bis 3-mal pro Woche) empfehlen:

Übungen	System
1. Bankdrücken mit der Langhantel	3 x 8
2. Kreuzheben mit der Langhantel	3 x 8
3. Lat.-Ziehen	3 x 8
4. Schulterdrücken mit der Langhantel	3 x 8
5. Planks	3 x 60s (statisches Halten)

Bsp.: Bankdrücken – Leg ein Gewicht auf, das Du 8-mal drücken kannst, welches aber gleichzeitig nicht so leicht ist, dass Du locker 20 Wiederholungen damit machen könntest. Nachdem Du 8 Wiederholungen damit gemacht hast, pausierst Du ungefähr 90s, ehe Du nochmal 8 Wiederholungen machst. Darauf folgen weitere 90s Pause und abschließend ein letztes Mal 8 Wiederholungen. Sobald Du merkst, dass Du auch im letzten Satz 8 Wiederholungen schaffen kannst, ist es an der Zeit, das Gewicht zu erhöhen. Verfahre so mit allen Übungen.

DIE ÜBUNGEN

Bankdrücken

Benchpress, auch Bankdrücken genannt, ist eine der Standard-Übungen im Fitnesstraining. Man kann sie sowohl mit Kurz- als auch mit Langhanteln durchführen. Das Bankdrücken trainiert vor allem die Brustmuskulatur, aber auch Anteile der Schultermuskulatur und den Armstrecker.

- Bei der Bewegungsausführung ist darauf zu achten, das Gewicht kontrolliert und gleichmäßig abzusenken bzw. hochzudrücken.
- Eine Langhantel sollte mit beiden Händen in einem Abstand von ungefähr 60cm gegriffen werden.
- Eine Wiederholung ist nur komplett, wenn man die Langhantel kurz vor das eigene Brustbein abgesenkt hat.
- Die Streckung im Arm sollte in der Endposition immer so gewählt werden, dass die Ellenbogen noch leicht gebeugt sind, damit die Spannung immer auf der Muskulatur bleibt.

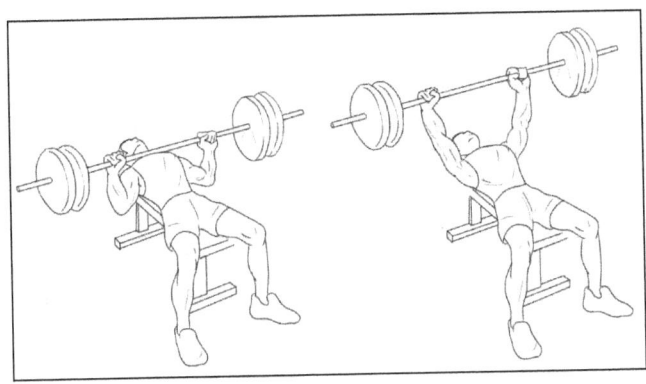

Abbildung 1 - Benchpress

Kreuzheben

Für einen Deadlift nutzt man in der Regel eine Langhantel. Doch auch Kurzhanteln können alternativ verwendet werden.

- In der Ausgangsposition ruht das Gewicht auf dem Boden („totes Gewicht").
- Mit geradem Rücken wird nun der gesamte Körper aufgerichtet, während man die Langhantel in einem Abstand von ca. 60 cm mit den Händen greift.
- Dabei ist darauf zu achten, dass die Knie nicht über die Fußspitzen hinausragen und nach vorne gerichtet sind.
- Es kann helfen, die korrekte Technik auszuführen, wenn man seinen Blick während der gesamten Bewegung nach vorne und geradeaus richtet.

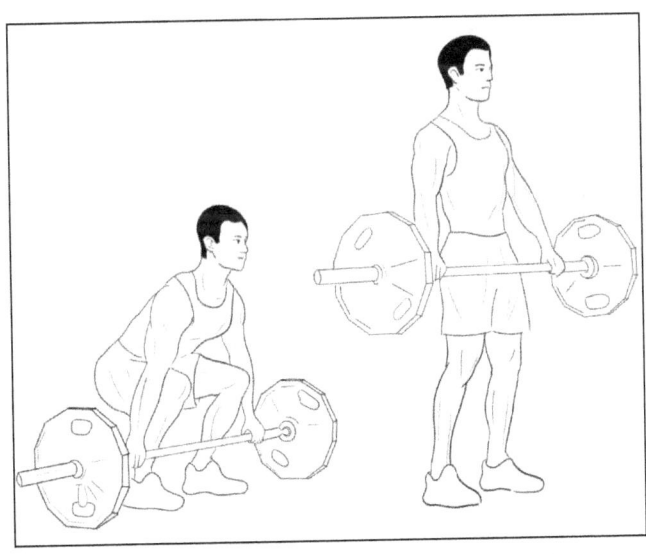

Abbildung 2 - Deadlift

Lat.-Ziehen

Das Lat.-Ziehen gehört auch zu den Standardübungen im Kraftsport und jedes Fitnessstudio bietet einen Turm oder sogar spezielle Maschinen, um diese Übung machen zu können. Die Übung trainiert vor allem Rücken- und Bizepsmuskulatur.

- In der Ausgangsposition sitzt man mit möglichst geradem Rücken und klemmt die Knie unter ein Polster oder eine Stange (je nach Gerät und Turm) und benutzt diese als Ankerpunkt.
- Mit den Händen greift man nun weiter als schulterbreit auseinander und zieht die Stange anschließend kontrolliert in seinen Nacken.
- Dabei sollte der Rücken weiterhin gerade und aufrecht bleiben.
- Sobald man mit der Stange im Nacken angekommen ist, führt man diese wieder kontrolliert nach oben und stoppt, kurz bevor die Arme komplett gestreckt sind. Es verbleibt also eine leichte Beugung im Ellenbogen.

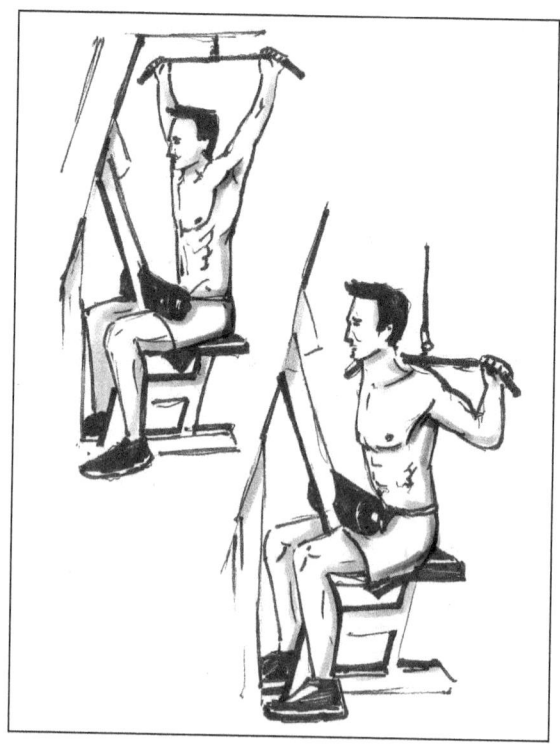

Abbildung 3 - Lat.-Pull

Schulterdrücken

Beim Schulterdrücken wird vor allem die Schultermuskulatur trainiert. Doch auch Armstrecker, Bein- und Core-Muskulatur sind beteiligt.

- In der Ausgangsposition ruht eine Langhantel auf Schulterhöhe.
- Die Knie werden leicht gebeugt und simultan zur Armstreckung wieder gestreckt. Der Schwung, der dabei entsteht, wird auf die Stoßbewegung der Arme übertragen, bis die Langhantel über Kopf ausgestreckt wurde.
- In der Endposition sind die Ellenbogen leicht gebeugt und die Knie ebenso.

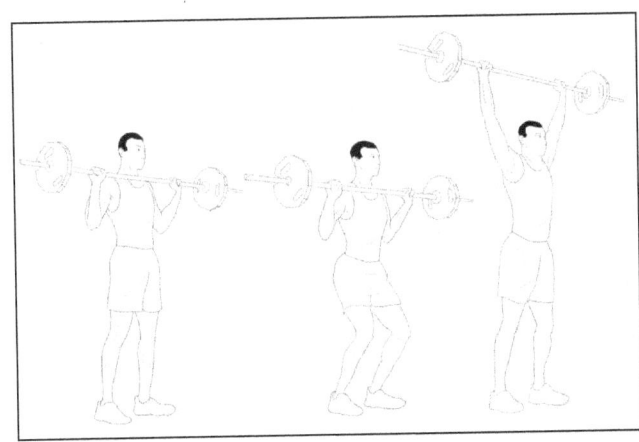

Abbildung 4 - Shoulder Press

Plank

Der Plank wird auch manchmal als Unterarmstütz bezeichnet.

- Man nimmt dabei die Liegestütz-Position ein und stützt sich anschließend auf die Unterarme.
- Dabei ist darauf zu achten, dass die Ellenbogen so auf dem Boden positioniert werden, dass sie in einer senkrechten Linie mit dem Schultergelenk sind.
- Versuche auch darauf zu achten, das Gesäß nicht nach unten einfallen zu lassen, sondern eine saubere Linie vom Sprunggelenk bis in das Schultergelenk beizubehalten.

Um diese Übung etwas zu vereinfachen, kann man auch in der Push-up Position bleiben und sich statt auf den Unterarmen auf den Händen abstützen, wie in der Ausgangsposition eines Liegestützes.

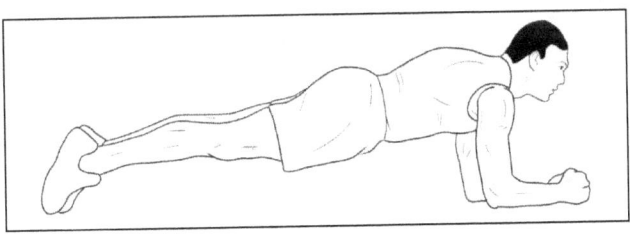

Abbildung 5 - Planks

SCHRITT 26: WAS SOLLTEST DU JETZT MACHEN?

Halte Dich an diesen Trainingsplan für die ersten 2-3 Monate. Solltest Du Spaß am Krafttraining haben und neue Trainingsmethoden brauchen, schau einfach auf meiner Webseite vorbei. Dort findest Du nicht nur kostenlose Workouts, sondern auch viele Trainingsmethoden, die ich in einzelnen Beiträgen vorgestellt habe.

SCHRITT 27: HIIT ZUM ABNEHMEN

HIIT steht für Hoch Intensives Intervall Training und bezeichnet eine Gruppe von Trainingsmethoden, die Du für Dein Ausdauertraining einsetzen kannst.

HIIT Methoden sind effektiver beim Abnehmen als lang anhaltende moderate Belastungen.

Der Grund hierfür ist wieder der Nachbrenneffekt, den ich bereits beim Krafttraining angesprochen habe. Dieser tritt ebenso bei HIIT-Methoden auf und hilft Dir auch nach dem Training beim Verbrennen von Kalorien.

WELCHE HIIT-METHODEN GIBT ES?

Darauf bin ich ebenfalls detaillierter in meinem Buch *Laufen zum Abnehmen* eingegangen. Für den Start ins HIIT-Training solltest Du aber zunächst den 8-wöchigen Trainingsplan zum Laufen in Kapitel 25 umsetzen. Dort werden bereits einige Intervalleinheiten eingeführt, die eine ideale Grundlage für ein HIIT-Training darstellen.

Nachdem Du den Trainingsplan umgesetzt hast, kannst Du folgende Methoden ausprobieren:

PEAK 8 TRAINING

Das Peak 8 Training wurde von Dr. Mercola entwickelt und ist eine gute Methode für Einsteiger ins HIIT-Training. Es besteht aus:

- 20-30s intensive Belastung (z.B. Sprints)
- 90s Erholung
- 8 Intervalle
- Training sollte 3-mal pro Woche durchgeführt werden

Nach einem lockeren Aufwärmen, sprintest Du also für 20-30s und gehst darauf 90s, ehe das nächste Sprintintervall beginnt. Diesen Ablauf wiederholst Du einfach 8-mal pro Trainingseinheit.

TABATA TRAINING

Das Tabata Training ist wahrscheinlich das berühmteste HIIT und geht auf Dr. Izumi Tabata, einem Trainer für Eisschnellläufer, zurück. Eine Tabata-Einheit besteht aus:

- 20s Belastung
- 10s Erholung
- 8 Intervallen
- Das Training sollte 2-4-mal pro Woche durchgeführt werden.

Auch hier solltest Du Dich zunächst für wenige Minuten aufwärmen und erst dann in die insgesamt 4 Minuten Tabata-Training einsteigen.

SCHRITT 27: WAS SOLLTEST DU JETZT MACHEN?

- Wenn Du ins HIIT einsteigen willst, solltest Du zuerst den 8-wöchigen Trainingsplan zum Laufen in Kapitel 25 absolvieren
- Starte anschließend mit dem Peak 8 Training und bleib für weitere 8 Wochen dabei
- Wechsle nun zum Tabata Training für weitere 8 Wochen
- Variiere anschließend Deine Intervalldauer nach Lust und Laune

- Schau auf meiner Webseite vorbei für weitere kostenlose Workouts und Trainingsmethoden

SCHRITT 28: ZU HAUSE TRAINIEREN

Du brauchst nicht zwangsläufig eine Fitnessstudiomitgliedschaft, um mit dem Krafttraining abnehmen zu können. Ein effektives Krafttraining braucht nämlich nicht unbedingt Equipment und Studiogeräte.

Auch mit Bodyweight-Übungen kannst Du erfolgreich abnehmen.

Bodyweight-Übungen nutzen nur den Widerstand der Schwerkraft, den Du durch Muskelkraft überwinden musst. Für diese Übungen brauchst Du also keine Gewichte oder Hanteln, meist brauchst Du noch nicht einmal viel Platz.

DIE VORTEILE VON BODYWEIGHT-ÜBUNGEN

Im Vergleich zum Training im Fitnessstudio bieten Bodyweight-Übungen eine Menge Vorteile:

- **Übungen orientieren sich an Alltagsbewegungen**
- Du sparst Geld, da Du kein Fitnessstudio oder Equipment brauchst
- **Du kannst die Übungen fast überall durchführen, auch zu Hause**
- Die Grundlagen sind leicht erlernbar, da sie natürlichen Bewegungen entsprechen
- **Es sind komplexe Bewegungen, die auch Deine Koordination trainieren**
- Das Training ist sehr zeiteffizient
- **Muskuläre Dysbalancen werden ausgeglichen**
- Verletzungsgefahr ist bei den Grundlagen geringer

Natürlich haben auch Bodyweight-Übungen ihre Nachteile. So kannst Du bei diesen Übungen zum Bespiel sehr schwer einzelne Muskeln isolieren und bei extremem Übergewicht sind Studiogeräte fürs Krafttraining bedeutend gelenkschonender. Bodyweight-Übungen sind also nicht besser als ein Fitnessstudio-Training, aber sie bieten eben einige Vorteile, die uns auch beim Abnehmen weiterbringen.

Wenn Du kein Geld für ein Fitnessstudio oder Equipment ausgeben willst, kannst Du definitiv auch effektiv mit Bodyweight-Übungen trainieren.

KRAFTTRAINING OHNE GEWICHTE

Wenn Du ins Bodyweight-Training einsteigen möchtest, kann ich Dir folgenden Trainingsplan für den Start empfehlen. Ebenso wie beim Training mit Gewichten, kannst Du diesen auch für die ersten 2-3 Monate mehrfach pro Woche (am besten 2- bis 3-mal) durchführen.

Übungen	System
Liegestütze	3 x 10
Klimmzüge (invertiert)	3 x 10
Kniebeuge	3 x 10
Ausfallschritte	3 x 10 (pro Seite)
Planks	3 x 60s (statisches Halten)

Bsp.: Hier ist der Ablauf ähnlich wie beim Krafttraining mit Gewichten. Du trainierst also 3 Sätze mit 10 Wiederholungen (bzw. 60s beim Plank). Das bedeutet, dass Du zum Beispiel 10 Liegestütze machst, für

90s pausierst, nochmal 10 Liegestütze ausführst, erneut 90s pausierst und ein letztes Mal 10 Liegestütze wiederholst.

Liegestütze

Push-ups sind klassische Liegestütze. Sie trainieren vor allem die Brust-/Schultermuskulatur und den Armstrecker. Durch die Körperspannung, werden zusätzlich noch Bein- und Coremuskulatur statisch beansprucht.

- Positioniere die Hände auf Brusthöhe und etwas weiter als schulterbreit auf dem Boden.
- Achte darauf, eine Ausganglage einzunehmen, in der Du den Körper komplett angespannt hast. Es müsste dadurch eine gerade Linie von Deinem Sprunggelenk bis in Deine Schultern entstehen. Diese Linie sollte während der gesamten Bewegung aufrechterhalten werden.
- Das schaffst Du nur, wenn Du während der Push-ups auch den Corebereich und Deine Beine anspannst. Dadurch wird der Push-up zu einer Ganzkörperübung, die nicht nur die Arme und Brust trainiert, sondern eben den gesamten Körper.
- Die Endposition der Bewegung ist erreicht, wenn Du mit der Brust kurz vor dem Boden bist.

Falls ein normaler Push-up noch zu schwer für Dich ist, kannst Du ihn auf den Knien ausführen.

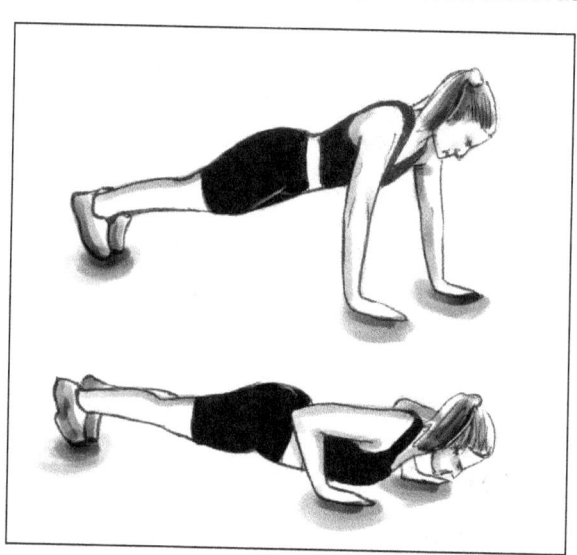

Abbildung 6 – Liegestütze

Klimmzüge (invertiertes Rudern)

Das invertierte Rudern ist eine gute Vorübung, um den Klimmzug zu lernen. Für diese Übung kannst Du Dir auch einen Tisch zur Hilfe nehmen, falls Du keine Stange in der Nähe hast.

- In der Ausgangsposition spannst Du Deinen Körper an, so dass eine gerade Linie vom Sprunggelenk bis ins Schultergelenk verläuft. Achte darauf, dass auch Dein Becken in dieser Linie liegt.
- Greife die Stange ungefähr schulterbreit auseinander und lass Deinen Körper bei leicht gebeugten Ellenbogen durchhängen.

- Nun hebst Du Dich nur mit der Kraft Deiner Arme nach oben zur Stange und versuchst durch Deine Körperspannung die Linie zu jedem Zeitpunkt der Bewegungsausführung zu halten.
- Lass Dich anschließend wieder kontrolliert in die Startposition absenken.

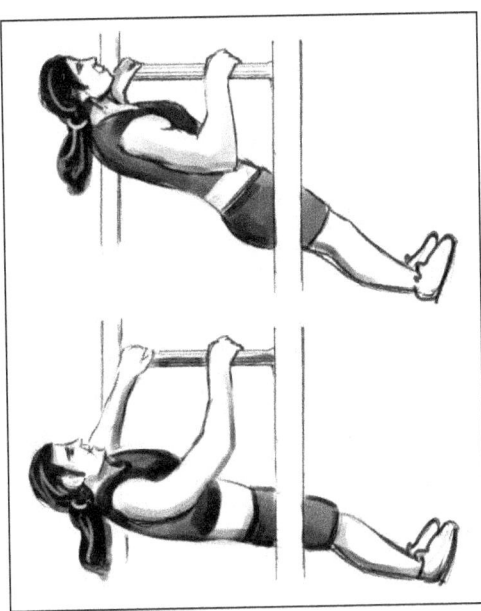

Abbildung 7 – Klimmzüge (invertiert)

Kniebeugen

Air Squats oder Kniebeugen trainieren in erster Linie die Beinmuskulatur. Sowohl Vorder- und Rückseite als auch die Wadenmuskulatur werden hier angesprochen.

- Um einen Air Squat sauber ausführen zu können, müssen die Füße etwa schulterbreit auseinander positioniert werden.
- In der Ausgangslage nimmt man eine aufrechte Position ein und beugt die Knie ein wenig, um das Kniegelenk zu entlasten.
- Anschließend senkt man das Gesäß, bei möglichst gerade ausgerichtetem Rücken, soweit ab, bis ein Winkel von ca. 90° im Kniegelenk entstanden ist.
- Dabei ist darauf zu achten, dass die Fersen während der gesamten Bewegung den Kontakt zum Boden nicht verlieren und die Knie nie so weit nach vorne ragen, dass sie die Fußspitzen komplett überdecken.
- Wenn Du also während der Bewegung auf Deine Füße blickst, solltest Du Deine Fußspitzen immer frei sehen können.

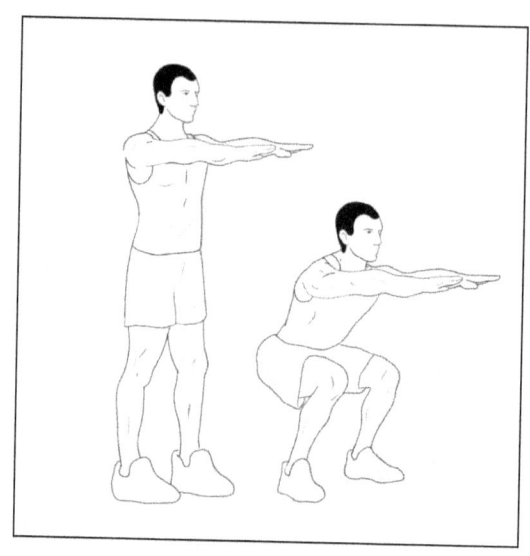

Abbildung 8 – Kniebeugen

Ausfallschritt (Lunge)

Ein Lunge trainiert ebenfalls die Beinmuskulatur, konzentriert sich um Vergleich zur Kniebeuge aber etwas mehr auf Gesäß und Rückseite des Beins.

* Bei einem Lunge macht man einen Ausfallschritt nach vorne und beugt das vordere Knie soweit, bis das hintere fast den Boden berührt.
* Anschließend streckt man das vordere Bein wieder und löst den Ausfallschritt nach hinten auf.
* Darauf wiederholt man die Übung, indem man mit dem anderen Bein einen Ausfallschritt nach vorne macht.
* Auch hierbei sollte darauf geachtet werden, dass man die Knie nie vollständig durchdrückt und dass sie nicht über die Fußspitzen hinausragen.

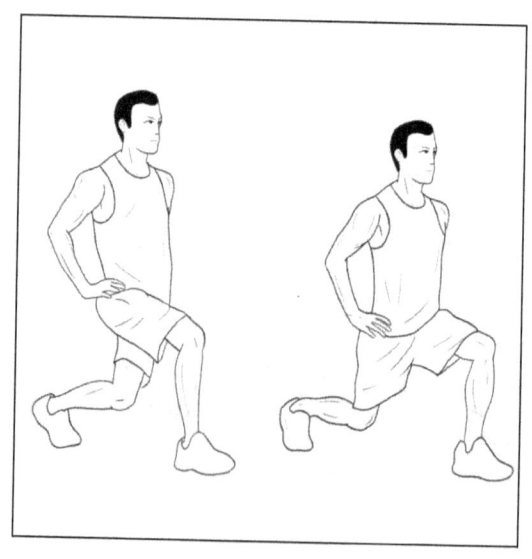

Abbildung 9 – Ausfallschritt

Plank
(Beschreibung siehe: Krafttraining zum Abnehmen – Kap. 26)

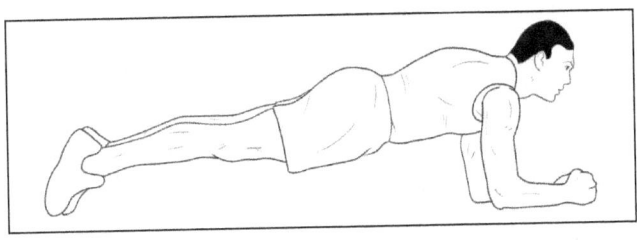

Abbildung 10 - Planks

Schritt 28: Was solltest Du jetzt machen?

Halte Dich auch an diesen Trainingsplan 2-3 Monate. Sofern Du Spaß am Bodyweight Training hast, findest Du auf meiner Webseite eine ganze Reihe von kostenlosen Workouts. Für den Start reichen die Übungen in diesem Kapitel aber definitiv aus, um abnehmen zu können.

Schritt 29: Den Cheat Day aufgeben

Der Ansatz, einen Tag pro Woche als Cheat Day einzusetzen, um die Motivation hochzuhalten, funktioniert. Wenn Du mit diesem Ansatz Erfolge hast, bleib dabei.

Es ist aber keine Überraschung, dass wir gesünder leben und abnehmen, wenn wir auf den Cheat Day komplett verzichten.

Es macht daher Sinn, im nächsten Schritt auch den Cheat Day immer mehr aus unseren Essgewohnheiten zu verbannen. Auf den Cheat Day verzichten musst Du aber nicht von jetzt auf gleich.

- **Reduziere den Cheat Day auf ein Cheat Meal pro Woche**
- Reduziere den Cheat Day auf alle 10 Tage
- **Reduziere den Cheat Day auf alle 2 Wochen**
- Reduziere den Cheat Day auf ein einziges „ungesundes" Lebensmittel

Der beste Ansatz ist also auch hier ein schrittweiser Ansatz, der langsam, aber stetig Deine Komfortzone erweitert und Dich Stück für Stück entwöhnt.

Schritt 29: Was solltest Du jetzt machen?

- Wenn Du mit dem Cheat Day Modell Dein Ziel bereits erreicht hast, bleib dabei
- Wenn Du die letzten Pfunde loswerden willst, aber mit dem Cheat Day Modell nicht weiterkommst, probiere die schrittweise Reduktion aus
- Setz zunächst auf ein einzelnes Cheat Meal pro Woche und bleib einen Monat dabei
- Hast Du Dein Ziel immer noch nicht erreicht, reduziere den Cheat Day weiter

SCHRITT 30: RE-FEEDING FÜR KOMPLIZIERTE FÄLLE

Ohne im Detail auf Stoffwechselprozesse einzugehen, können wir grob festhalten, dass unser Stoffwechsel seine eigene Dynamik hat. Vom Jo-Jo-Effekt hast Du bestimmt schon einmal gehört. Dieser Effekt ist der Dynamik unseres Stoffwechsels geschuldet und tritt als dessen Folge auf.

Diäten führen zum Jo-Jo-Effekt, weil sie unseren Stoffwechsel zeitweise runterfahren.

Mit einem Kaloriendefizit von 300-500 kcal beeinflussen wir die Dynamik unseres Stoffwechsels nur gering, aber wenn wir beispielsweise auf eine Diät setzen, die uns empfiehlt maximal 1.000 kcal täglich zuzuführen, erzeugen wir ein zu großes Kaloriendefizit.

In der Folge sinkt die Aktivität unseres Stoffwechsels und damit auch unser Kalorienbedarf. Setzt dann der Heißhunger ein und wir essen plötzlich 3.000 kcal oder mehr am Tag, ist unser Bedarf so niedrig, dass wir umso mehr Fettmasse ansetzen. Wir wiegen plötzlich mehr als vor der Diät.

Eigentlich tritt dieser Effekt bei gesundem Abnehmen nicht auf und alle Tipps in diesem Buch haben sich an gesundem Abnehmen orientiert, weshalb dieses Kapitel für die meisten Menschen nicht relevant ist.

Es gibt jedoch einen geringen Prozentsatz an Menschen, deren Stoffwechseldynamik so sensibel ist, dass sie bereits bei einem Defizit von 300 - 500 kcal ihren Stoffwechsel bremsen. Ihr Bedarf sinkt und damit auch der Effekt des Kaloriendefizits aufs Gewicht.

Solltest Du nach mehreren Wochen Kaloriendefizit also nicht mehr abnehmen können, kann folgendes Prinzip für Dich funktionieren.

RE-FEEDING

Beim Re-Feeding geht es darum, alle paar Wochen überkalorisch zu essen, um den Stoffwechsel wieder anzuschieben. Nachdem dies passiert ist, führt ein moderates Kaloriendefizit von 300-500 kcal wieder zum Abnehmen.

Re-Feeding kann eingesetzt werden, um ein Plateau beim Abnehmen zu durchbrechen und weiter gesund abnehmen zu können.

Ein gutes Modell zum Re-Feeding ist folgendes:

- 4 Wochen Kaloriendefizit (300 – 500 kcal pro Tag)
- Eine Woche überkalorisch (max. 500 kcal über dem Bedarf pro Tag)

Du ernährst Dich also 4 Wochen lang mit einem moderaten Kaloriendefizit. In dieser Zeit wird auch Dein Stoffwechsel immer mehr gebremst. nach den 4 Wochen isst Du dann maximal 500 kcal über Deinem Bedarf, also insgesamt 800 – 1.000 kcal mehr als in den 4 Wochen zuvor. Darauf startest Du den nächsten Zyklus und ernährst Dich wieder 4 Wochen unterkalorisch.

SCHRITT 30: WAS SOLLTEST DU JETZT MACHEN?

Du ernährst Dich gesund, bewegst Dich viel und setzt auch auf ein kleines Kaloriendefizit, nimmst aber trotzdem nicht weiter ab? Dann ist die Zeit gekommen, das Re-Feeding auszuprobieren:

DEIN PERSÖNLICHER ABNEHMPLAN

Du kennst jetzt die wichtigsten Tipps zum gesunden Abnehmen und hast auch gesehen, dass sie es sind, die Dir dauerhaft zum Erfolg verhelfen werden, und nicht die Crash-Diäten und 4-Wochen-Trainingsprogramme der Industrie. Nun ist es an der Zeit, die Tipps in diesem Buch in die Tat umzusetzen.

Geh jedes Kapitel für Dich Schritt für Schritt durch und handle auch entsprechend.

Denn kein Tipp der Welt hilft, wenn Du ihn nicht auch befolgst.

1. Erstelle zunächst Dein eigenes Ernährungstagebuch
2. Finde heraus, warum Du abnehmen willst
3. Definiere Dein SMARTes Ziel
4. Denk darüber nach, was bisher nicht funktioniert hat, und warum nicht
5. Verstehe, was Dein Hunger wirklich bedeutet
6. Berechne Dein Gewicht, Deinen BMI und eventuell auch Deinen Körperfettanteil
7. Finde Verbündete beim Abnehmen
8. Notiere Dir Affirmationen und nutze Psychotricks beim Abnehmen
9. Probiere es mit Entspannung und Meditation
10. Gib Nikotin und Alkohol auf
11. Trink mehr Wasser
12. Schlaf mehr
13. Probiere es mit dem Cheat Day Modell
14. Schmeiß alle Pulver und Pillen weg
15. Vermeide von nun an Zucker
16. Teste viele kleine Mahlzeiten und wenige große an Dir selbst
17. Achte immer auf den Grundsatz von gesundem Abnehmen: Iss natürlich, statt künstlich
18. Iss mehr Gemüse
19. Verzichte vielleicht für 30 Tage auf Getreide und Weizen
20. Fahr den Proteinanteil Deiner Ernährung hoch
21. Berechne Deinen Kalorienbedarf und erzeuge ein Defizit
22. Stell Deine Kalorienzufuhr individuell ein
23. Setz auf Bewegung im Alltag, um abzunehmen
24. Such Dir aktive Hobbies
25. Probiere es mit Laufen zum Abnehmen
26. Vielleicht möchtest Du aber auch auf Krafttraining setzen
27. Benutze HIIT beim Ausdauertraining
28. Keine Lust aufs Fitnessstudio? Trainier einfach zu Hause!
29. Reduziere Deinen Cheat Day immer weiter
30. Du hast ein Plateau erreicht? Teste Re-Feeding.

Weitere Bücher von mir

- *Laufen zum Abnehmen* – Vom ersten Meter bis zum letzten Kilogramm

Abschluss

Und damit sind wir am Ende dieses Buches angekommen. Ich hoffe, Du konntest viele der Tipps nutzen, um Dein persönliches Ziel beim Abnehmen zu erreichen.

Falls Du mehr über Training, Ernährung und Fitness wissen möchtest, schau doch einfach mal auf meiner Webseite vorbei. Dort findest Du wie gesagt viele kostenlose Artikel und Workouts und kannst mir natürlich auch eine Nachricht schicken.

Falls Dir mein Buch gefallen hat, würde ich mich freuen, wenn Du eine ehrliche Rezension auf Amazon hinterlassen könntest. Leider gibt es immer mehr Fake-Rezensionen auf Amazon, so dass eine echte Bewertung von Lesern wie Dir unglaublich wertvoll geworden ist. Vielen Dank also für Deine Bewertung.

In jedem Fall wünsche ich Dir viel Erfolg beim Abnehmen und es würde mich freuen, von Dir zu hören. Schöne Grüße – Timm von Above and Beyond

- Halte Dich zunächst an den oben beschriebenen Zyklus von 4 Wochen unterkalorisch, eine Woche überkalorisch.
- Experimentiere anschließend mit anderen Zeiträumen.
- Versuche es eventuell mit nur 3 Wochen Defizit oder mal ganze 6 Wochen.
- Beobachte die Reaktionen Deines Körpers und nutze Dein Ernährungstagebuch, um die optimale Methode für Dich zu finden.

Teil 3 – Dein Schlachtplan zum Abnehmen